W0388274

Découvrez des contenus exclusifs avec l'application Marque-Page !

Comment utiliser l'application Marque-Page ?

1. Télécharger l'application*

sur l'App Store ou Google Play

2. Ouvrir l'application

3. Scanner la/les page(s) où le logo apparaît

** Hélas, l'application Marque-Page ne fonctionne pas avec* Windows Phone

Avec ce livre, découvrez 44 pistes audio exclusives, des exemples de transes : 22 avec et 22 sans musique. L'accompagnement musical spécial hypnose a été écrit et interprété par David Jakobowicz, compositeur. Retrouvez la liste des transes page 215.

Sans l'application Marque-page, vous pouvez également accéder aux contenus directement via le lien suivant : https://blog.editionsleduc.com/femmes-enceintes.html

JEAN-MICHEL JAKOBOWICZ
Hypnothérapeute

L'AUTOHYPNOSE POUR LES *femmes enceintes*

Vivez votre grossesse en pleine forme

LEDUC.S PRATIQUE

Du même auteur aux Éditions Leduc.s

Hypnose douce pour vos enfants, 2020
Je m'initie à l'autohypnose, guide visuel, 2018
96 exercices faciles d'autohypnose, c'est malin, 2018
Ma bible de l'hypnose et de l'autohypnose, 2017
L'Autohypnose, c'est malin, 2014

REJOIGNEZ NOTRE COMMUNAUTÉ DE LECTEURS !

Inscrivez-vous à notre newsletter et recevez chaque mois :
- des conseils inédits pour vous sentir bien ;
- des interviews et des vidéos exclusives ;
- des avant-premières, des bonus et des jeux !

Rendez-vous sur la page :
bit.ly/newsletterleduc

Découvrez aussi notre catalogue complet en ligne sur notre site : **www.editionsleduc.com**

Enfin, retrouvez toute notre actualité sur notre blog et sur les réseaux sociaux.

Correction : Nathalie Reyss
Maquette : Sébastienne Ocampo
Design de couverture : Antartik
Photographie de couverture : Adobe Stock

© 2020 Leduc.s Éditions

10, place des Cinq-Martyrs-du-Lycée-Buffon
75015 Paris – Paris
ISBN : 979-10-285-1717-5

SOMMAIRE

J'aimerais dédier ce livre
à ma belle-fille Nathalie Jakobowicz
dont la présence et le soutien me touchent énormément.

QUELQUES MOTS D'INTRODUCTION

J'aimerais commencer cet ouvrage en vous donnant trois chiffres totalement absurdes : **110 milliards, 7,5 milliards et 5**. Le premier, 110 milliards, correspond au nombre d'enfants qui sont nés sur la planète Terre depuis que l'humanité est apparue ; 7,5 milliards, c'est le nombre d'habitants vivant sur notre planète actuellement. Quant au chiffre 5, il correspond au nombre de naissances dans le monde chaque seconde.

Pourquoi ces chiffres sont-ils totalement absurdes ? Simplement parce qu'à titre individuel peu importe qu'il y ait eu autant de naissances par le passé, qu'elles soient aussi nombreuses dans le présent, **chaque grossesse, chaque naissance est un événement personnel** qui revêt une importance telle que les chiffres, aussi astronomiques soient-ils, ne relativisent en aucun cas l'importance de ce qui est en train de se passer pour la future maman et son conjoint. Plus particulièrement, s'il s'agit de votre premier-né, ces statistiques ne viennent pas tempérer les angoisses, les peurs, mais aussi les joies et les plaisirs d'un tel événement.

Avant d'aller plus loin, j'aimerais souligner les points suivants. Tout d'abord, même si lors d'une grossesse il peut se produire des incidents de parcours, **être enceinte ne veut absolument pas dire que vous êtes malade.** Il est donc important de se faire suivre par un médecin de façon à s'assurer que tout va pour le mieux, car même si vous êtes en pleine santé, votre corps est obligé de fournir des efforts supplémentaires pour créer un petit être.

Le deuxième point qui est plutôt une recommandation, **c'est d'éviter comme la peste les récits parfois apocalyptiques de vos meilleures amies** ou même de vos proches qui, comme autrefois les hommes parlant de leur service militaire en se glosant sur leurs faits d'armes réels et imaginaires, parlent de leur grossesse en accumulant à plaisir les détails gore et effrayants. Car il faut vous dire que les souvenirs sont sélectifs et surtout, si vous ne pouvez échapper à de tels récits, souvenez-vous qu'**il n'y a pas deux grossesses qui se ressemblent**. Il semble y avoir une attitude jubilatoire, comparable au bizutage, des anciennes « combattantes » par rapport aux nouvelles venues dans le camp des parturientes. Et, quoi que laissent entendre votre grand-mère, votre mère, votre tante ou vos amies, votre grossesse se passera très bien.

Un autre point encore, c'est la participation du père. Sachez que pour lui c'est un phénomène mystérieux qui peut lui sembler effrayant et dont il ne ressent pas directement les effets. Dans le meilleur des cas, il vous accompagnera tout au long de cette aventure, mais il peut arriver qu'il soit tellement déboussolé que vous pouvez avoir l'impression qu'il ne donne pas suffisamment d'importance à ce qui se passe en vous. Mais sachez que profondément **il est touché, voire anxieux** et comme vous le savez sûrement, chacun a sa façon de répondre à cette anxiété. C'est d'ailleurs la raison pour laquelle je lui ai consacré un passage spécifique dans cet ouvrage (page 79).

Ce que je me propose de faire avec ce livre, c'est de vous accompagner au fur et à mesure de votre grossesse avec des techniques hypnotiques vous permettant de vivre au mieux cette période qui va parfois vous paraître très longue et, dans certains cas, difficile. Vous verrez comment l'hypnose, et plus particulièrement **l'autohypnose, va vous permettre de vivre ces quelques mois d'une façon aussi harmonieuse que possible.**

Point n'est besoin de faire de longues études ni de passer des heures à apprendre ces techniques, vous allez très rapidement maîtriser les différentes formes d'autohypnose qui vous seront utiles dès les premiers instants de votre grossesse et ceci jusqu'à l'arrivée de votre futur bébé. **Le maître mot de ce livre, c'est la simplicité**. L'autohypnose est une technique à la portée de toutes et de tous. Ce sont des moments très agréables que vous allez passer à la fois avec vous-même, avec votre enfant et votre conjoint.

Ce livre s'appuie sur des expériences que j'ai pu avoir avec mes patientes avant, durant et à la fin de leur grossesse, c'est pourquoi vous trouverez de nombreux témoignages, qui ont été légèrement modifiés de façon à préserver leur anonymat, qui vous permettront de retrouver certains des problèmes et inquiétudes que vous pouvez rencontrer. Ceux-ci seront accompagnés d'exemples de transes qui peuvent être utilisées dans ces cas-là et que **vous pourrez télécharger depuis Internet** ou enregistrer par vous-même de façon à les écouter à votre convenance.

Mais avant de nous lancer, les deux premières parties sont consacrées à la découverte de l'autohypnose afin de vous familiariser et de pratiquer simplement et efficacement. Deux premières parties que vous pouvez sauter si vous savez déjà ce qu'est l'autohypnose et comment cela fonctionne.

AVERTISSEMENT

L'un des buts de ce livre est de vous former sans effort à une technique unique en son genre, qui permet de vaincre les différents petits problèmes ou pathologies que vous risquez de rencontrer durant votre grossesse : l'autohypnose.

Aucune prescription médicale n'est nécessaire pour faire de l'autohypnose. À de nombreuses occasions, votre médecin traitant vous encouragera même à la pratiquer, car elle ne peut que vous être bénéfique.

Attention, **l'autohypnose ne saurait remplacer une consultation.** Votre médecin est en effet seul habilité à se prononcer sur vos symptômes. En cas de traitement, il est indispensable de le consulter avant tout changement. Ne prenez jamais une décision médicale par vous-même, car cela peut se révéler dangereux.

Enfin, ne pratiquez pas l'autohypnose lorsque vous devez vous concentrer sur une autre activité telle que la conduite.

Grâce à des séances d'autohypnose, vous observerez que vous vous sentirez assez rapidement mieux dans votre peau et votre corps durant cette période de grands changements.

AVANT DE COMMENCER…

Avant de commencer, je vais vous avouer que je ne supporte pas ce qui est contraignant, cela me rappelle trop de mauvais souvenirs liés à l'école. C'est pourquoi avant que vous ne commenciez la lecture de ce livre, j'aimerais vous adresser une prière : ne le lisez pas comme un cahier de devoirs de vacances qui viendrait rompre les plaisirs de votre grossesse, encore moins comme le mode d'emploi ennuyeux d'un appareil électroménager.

Abordez ce livre plutôt comme un guide de voyage qui vous permettra de découvrir cette période à la fois plaisante et parfois difficile. Un livre qui comporterait un certain nombre de recommandations pour vous permettre de vous épanouir lors de ce voyage de neuf mois. Surtout, soyez cool et ne le lisez pas non plus d'un bout à l'autre. Choisissez plutôt les parties qui vous conviennent le mieux.

Pour celles qui, pour une raison ou pour une autre, sont obligées de ralentir leurs activités, voire de rester allongées aussi souvent que possible durant leur grossesse, l'autohypnose va leur permettre de rester actives et de meubler ce repos forcé avec des exercices simples et agréables.

Et surtout ne cherchez pas à « mieux faire » ou à « faire bien », car l'autohypnose est avant tout une technique de vous à vous-même, autrement dit une technique qui n'implique que vous. Ne craignez donc pas d'être jugée ou notée pour ce que vous avez fait car, quoi qu'il arrive, **ce que vous faites est bien.**

Ce livre propose des étapes à franchir pas à pas. Mais il n'est pas nécessaire d'y revenir à chaque fois que vous entreprenez une séance. Avec l'habitude, vous pourrez vous affranchir de certaines d'entre elles et pratiquer l'autohypnose à votre façon. Je vous encourage même à développer vos propres méthodes. Car il est essentiel que **l'autohypnose demeure une activité agréable, qu'elle vous corresponde au maximum et qu'elle vous permette de vous sentir bien**.

Guide pratique, ce livre est divisé en trois grandes parties. La première vous présente succinctement l'autohypnose. La deuxième, constituée d'exercices préliminaires, indique les étapes à suivre pour réussir vos séances d'autohypnose. Certains exercices ne sont à faire qu'une seule fois en début de traitement ; d'autres vous aideront rapidement à mettre au point votre propre méthode. Dans cette même partie, je vous apprendrai à entrer en transe, à choisir l'approche qui vous correspond le mieux pour y parvenir, et au besoin à vous en inspirer pour développer la vôtre. Dans la troisième, je vous guiderai dans l'élaboration de voyages thérapeutiques pour venir à bout de certaines difficultés ou de certains problèmes communs à un grand nombre de femmes enceintes. Mais dans le cas où je n'aborderais pas les vôtres, je vous prie de m'en excuser, en effet dans le cadre d'un ouvrage tel que celui-ci, il serait vain d'espérer être exhaustif.

PARTIE 1

L'AUTOHYPNOSE EN BREF

UNE TECHNIQUE SIMPLE POUR PRENDRE SOIN DE SOI

L'autohypnose permet de changer sans s'en apercevoir vraiment, tout en douceur. L'un des principes, pour moi essentiel, est que vous restiez gentille et attentionnée avec vous-même, et surtout que vous vous accordiez tout le temps que vous jugerez nécessaire durant ces neuf mois, car lorsque cette période se sera écoulée, vous allez devoir faire face à une très forte demande extérieure. Vous verrez alors l'autohypnose que vous aurez explorée durant votre grossesse vous sera des plus utiles pour gérer les tensions qui risquent d'apparaître.

L'autohypnose sert à vous recentrer sur vous-même. Je sais que cela peut paraître un peu abstrait, voire intellectuel. En réalité, c'est une chose très simple. Il s'agit de mettre en pause tout ce qui ne vous correspond pas. Pendant quelques minutes, vous allez uniquement penser à vous et à vous seulement. Vous allez, je le répète, vous recentrer sur vous-même.

Bien sûr, vous m'opposerez que c'est plus facile à dire qu'à faire. Tout d'abord, il faut trouver le temps, puis savoir s'arrêter. Et vous aurez tout à fait raison. Car le temps est sûrement le trésor le plus précieux que nous avons. Mais pas d'inquiétude, pas besoin d'y consacrer des heures ou des journées entières, seules quelques minutes sont nécessaires.

Trouver la fonction pause de votre propre télécommande personnelle, c'est le sujet de ce livre. Vous verrez que c'est une chose très simple, agréable et reposante.

EN SAVOIR UN PEU PLUS SUR L'AUTOHYPNOSE

L'autohypnose est une technique très simple, dérivée de l'hypnose. Elle permet de modifier certains des schémas inconscients qui empoisonnent notre vie. La méthode est très proche de celle de la méditation, mais elle comporte en plus un objectif défini préalablement.

Au fur et à mesure de la lecture, vous constaterez que **vous pratiquez déjà l'autohypnose, sans vous en rendre compte, mais souvent de façon nocive**. Par exemple, lorsqu'avant un examen, un entretien d'embauche ou tout autre événement important de votre vie, vous vous répétez sans cesse, dans la chaleur douce de votre lit, « Je ne vais pas y arriver », en faisant défiler tous les scénarios catastrophes que votre imagination fertile peut vous faire vivre intensément, vous êtes déjà en pleine séance d'autohypnose. Vous êtes en effet, sans le vouloir, en train de conditionner votre inconscient afin qu'il accepte un éventuel échec et, dans une certaine mesure, qu'il l'anticipe. Bien sûr, une telle anticipation ne va pas obligatoirement déboucher sur un échec, mais elle peut, sans aucun doute, y participer. Inversement, ce n'est pas en répétant sans cesse « Je vais réussir » que vous passerez avec succès votre examen. Mais il est évident qu'avec un tel état d'esprit, vos chances de réussite sont beaucoup plus élevées, car le message que reçoit votre cerveau est positif.

CONSCIENT ET INCONSCIENT : LES DEUX FACES D'UNE MÊME PIÈCE

La majeure partie de notre vie est gouvernée par notre inconscient. *A priori* vous pouvez avoir l'impression que la plupart de vos décisions importantes sont prises consciemment. Or, il n'en est rien. S'il est évident que le choix d'un vêtement, d'une destination de vacances, d'une date de rendez-vous ou d'une orientation professionnelle est établi selon un certain nombre de critères apparemment logiques et mûrement réfléchis, on peut néanmoins supposer que votre inconscient a lui aussi son mot à dire. Cependant, lorsqu'il s'agit d'activités beaucoup plus vitales, comme la respiration, la circulation des hormones dans votre corps, ou de vous protéger de dangers réels ou imaginaires, votre inconscient prend les choses en main, et c'est lui seul qui agira comme il se doit pour assurer votre survie et votre bien-être.

La cohabitation entre conscient et inconscient ne s'opère pas toujours de façon harmonieuse. En effet, ces deux parties de notre personnalité suivent souvent des logiques contradictoires. Un exemple classique, qu'il m'arrive fréquemment de rencontrer dans mon cabinet, est celui d'une jeune femme qui cherche désespérément à fonder une famille. Bien souvent, en analysant un peu la situation, il apparaît que cette envie consciente est contrebalancée par des peurs inconscientes telles que celle d'être abandonnée, d'être rejetée, celle de la maternité..., lesquelles peuvent être totalement justifiées par des expériences passées ou par des exemples familiaux. **Ce conflit entre conscient et**

peurs inconscientes générera une frustration et peut même devenir la source d'un désespoir intense.

Dans ce conflit, conscient et inconscient répondent à des logiques différentes. D'un côté, il y a l'envie de fonder une famille, encouragée par la société, les cercles d'amis, les modèles de l'entourage, mais aussi l'inquiétude de voir l'horloge biologique avancer inexorablement. De l'autre, si la personne a vécu des relations amoureuses difficiles, il y a l'inconscient – présent, je le répète, pour vous protéger –, qui fera en sorte d'éviter de la placer dans une situation à risque. En dernier recours, c'est toujours lui qui agira de la façon la plus efficace pour prévenir d'un danger, qui certes existe, mais dont le terme n'est pas inéluctable. Pour faire évoluer la situation, il vous faudra modifier les schémas de l'inconscient, parfois profondément ancrés en vous et c'est là qu'interviennent l'hypnose et l'autohypnose.

Comment modifier les schémas de votre inconscient ? *A priori*, c'est une chose qui semble relativement aisée : il suffit de lui expliquer que le danger n'est peut-être pas aussi grave qu'il le croit, que ses inquiétudes sont exagérées et que le futur n'est pas obligatoirement une répétition du passé. Malheureusement, cette jeune femme à la recherche d'un compagnon aura beau se répéter ce mantra nuit et jour, ce n'est pas pour autant que son inconscient changera d'avis. L'hypnose et l'autohypnose sont là pour court-circuiter le conscient afin d'atteindre directement les strates profondes de l'inconscient, et faire bouger ces circuits neuronaux qui se sont installés depuis bien souvent fort longtemps. C'est là qu'intervient la transe, ou état de conscience modifiée*.

* Pour plus d'informations sur le fonctionnement du cerveau, se référer à mon précédent ouvrage : *Ma Bible de la mémoire et du cerveau,* Éditions Leduc.s, juin 2019.

QU'EST-CE QU'UNE TRANSE ?

Tout le monde a connaissance des transes réalisées par les chamans, les sorciers africains ou même les hypnotiseurs de spectacle. Ces transes vous ont fait frissonner, mais ne vous donnent surtout pas envie de les pratiquer.

Rassurez-vous, **avec l'autohypnose, la transe thérapeutique est douce, paisible et agréable**. La façon la plus simple pour la décrire est de s'imaginer dans un TGV. Vous regardez par la fenêtre le paysage qui défile à grande vitesse. Au bout d'un certain temps, vos yeux ont de plus en plus de mal à fixer les éléments qui passent devant vous, avant de vous sentir ni totalement éveillée ni entièrement endormie. Vous êtes alors en transe. C'est aussi simple que cela. C'est un état que vous connaissez bien, peut-être celui dans lequel vous vous trouvez le matin au réveil. Un état très agréable où le conscient est « en roue libre ». Et c'est exactement le moment où un message pourra être envoyé à l'inconscient.

QUELS SONT LES RÔLES DE L'HYPNOSE ET DE L'AUTOHYPNOSE DURANT LA TRANSE ?

L'autohypnose et l'hypnose tireront parti de cette période de conscience modifiée pour atteindre directement votre inconscient. S'engagera alors une sorte de dialogue, conscient ou non, entre le message transmis par l'inconscient et le message hypnotique envoyé par le conscient. Mais il ne faut pas croire pour autant que la partie est gagnée et que l'inconscient annihilera systématiquement sa « volonté » pour laisser place à la logique suggérée par le conscient. L'évolution dépendra non seulement de la volonté de l'inconscient de changer, mais aussi de l'ancrage de ses croyances.

Les spectacles, parfois impressionnants, des hypnotiseurs donnent un exemple caricatural de cette « lutte ». Ainsi, l'hypnotiseur choisit parmi les spectateurs ceux qu'il considère comme les plus sensibles à l'hypnose. Pour ce faire, il utilise des tests pour les sélectionner. S'il parvient fréquemment à engager ses victimes à réaliser toutes sortes d'actions particulièrement ridicules, c'est que leur inconscient est disposé à les accepter. En effet, **un hypnotiseur, quel qu'il soit, ne peut jamais obliger quiconque à agir à l'encontre des croyances profondément ancrées dans son inconscient**.

Lors des séances d'hypnose ou d'autohypnose thérapeutique, la technique de communication avec l'inconscient peut revêtir deux formes différentes.

La première, qui s'apparente à l'hypnose de spectacle, consiste à donner des ordres à l'inconscient : « À partir de demain, tu vas arrêter d'avoir envie de fumer », « À partir de demain, tu n'auras plus peur des chiens »... C'est ce que l'on nomme **l'hypnose classique** telle qu'elle fut pratiquée par le professeur Charcot et par Sigmund Freud à la fin du XIXe siècle et au début du XXe siècle.

La seconde, mise au point par le psychiatre américain Milton Erickson au milieu du XXe siècle, procède par suggestions en se servant de « métaphores ». Sans donner des ordres précis à l'inconscient, elle suggère en effet des modifications du comportement à travers des images ou des situations, qui évoquent directement ou indirectement les solutions au problème que l'on tente de résoudre.

La méthode ericksonienne s'apparente beaucoup aux rêves. La nuit, l'inconscient envoie en effet une série d'images statiques ou dynamiques que l'on essaie de décoder au réveil, si l'on se souvient de son rêve. Dans le cas de l'hypnose et de l'autohypnose, le phénomène s'inverse : les images sont envoyées à l'inconscient, qui en tirera les éléments qui lui paraîtront utiles.

Pourquoi utiliser une telle méthode ? Elle permet, entre autres, d'éviter la confrontation : essayer de forcer l'inconscient à agir contre sa volonté peut provoquer, dans bien des cas, une réaction de blocage et de fermeture totalement contre-productive.

QUELLE EST LA DIFFÉRENCE ENTRE L'AUTOHYPNOSE ET L'HYPNOSE ?

Avant d'aller plus loin, **précisons que personne ne peut vous forcer à faire de l'hypnose ou de l'autohypnose si vous n'en avez pas envie**. Et lorsqu'on me demande si l'on peut hypnotiser n'importe qui, je réponds toujours que mes patients viennent à mon cabinet pour en faire l'expérience. Aussi la question ne se pose-t-elle pas en ces termes. La bonne question revient donc à se demander si tout un chacun est capable d'avoir des rêves éveillés et de fantasmer en plein jour. De toute évidence, la réponse est oui.

Maintenant, en ce qui concerne la question sur la différence entre l'hypnose et l'autohypnose, la réponse est aussi très simple : quelle que soit la méthode, le patient fait toujours le travail. Avec la seconde, l'imaginaire du patient est guidé par un scénario, plus ou moins prédéterminé ou par un enregistrement, alors qu'avec la première, le thérapeute suggère, au vu d'une analyse de la situation, un scénario personnalisé que le patient continue à imaginer.

Toutefois, la différence principale entre ces deux méthodes se situe dans la présence ou non d'un thérapeute. Cette présence comporte un certain nombre d'avantages. Tout d'abord, le professionnel recherche en profondeur le problème existant et évite les écueils de l'autoanalyse qui conforte bien souvent le patient dans ses croyances et l'autorise à tourner en rond avec un grand nombre de certitudes, lesquelles seront peut-être remises en question par la seule présence d'un thérapeute. Ainsi, il oriente les transes plus spécifiquement que ne pourrait le faire un patient seul. Il réussira d'une séance à l'autre à faire varier les éléments de la transe en fonction de l'évolution de la situation.

Néanmoins, l'autohypnose a l'avantage de pouvoir se pratiquer partout et à tout instant. De plus, elle ne coûte rien et peut être répétée autant de fois que le sujet le désire. C'est aussi l'occasion pour les personnes hyper occupées notamment de se recentrer et de passer quelques instants, aussi brefs soient-ils, avec elles-mêmes.

Ce livre vous donne toutes les clés pour vous lancer seul(e) dans des séances d'autohypnose, après avoir évalué votre propre situation.

En conclusion, **il ne s'agit pas d'opposer l'hypnose à l'autohypnose, mais plutôt de considérer ces deux méthodes comme des approches complémentaires**, ce que je recommande toujours à mes patients.

L'autohypnose, une technique sans effets secondaires ?

L'autohypnose ne présente absolument aucun danger tant qu'elle est réalisée à des moments adéquats. Pratiquer l'autohypnose lorsque l'on conduit ou en même temps qu'une activité exigeant de l'attention peut se révéler dangereux. En dehors de ces périodes, c'est-à-dire la plupart du temps, on peut la pratiquer sans restriction.
L'une des questions qui revient fréquemment est celle de savoir si l'on ne risque pas de faire des mauvais choix en prenant des orientations ou en se donnant des objectifs susceptibles d'avoir des effets négatifs

→

sur notre comportement et notre vie en général. Rassurez-vous, votre inconscient veille, et il ne vous laissera pas modifier ses schémas au profit de nouveaux qui pourraient mettre en danger votre intégrité physique ou psychologique.

L'AUTOHYPNOSE, UN VOYAGE VERS LE BIEN-ÊTRE

Vous êtes enceinte ? L'autohypnose va vous permettre de rassembler toutes vos ressources intérieures pour traverser au mieux cette période. Elle ne s'appuie pas sur des formules cabalistiques qui feraient des miracles. L'un des seuls préceptes, qu'elle a en commun avec l'hypnose, est d'affirmer que vous possédez en vous tout ce qu'il faut pour être bien et éventuellement pour guérir si vous êtes malade.

Selon moi, **ces deux méthodes sont des sortes de voyages intérieurs qui vous permettent de mobiliser toutes vos forces internes afin d'aller vers un état de bien-être**. C'est sans doute pour cette raison qu'au cours de mes séances d'hypnose ou d'autohypnose, je transporte mes patients dans des lieux parfois exotiques, et toujours agréables, de sorte qu'ils oublient les soucis du quotidien et laissent s'épanouir les forces impressionnantes de leur inconscient, qui sont bien souvent seules capables de leur permettre d'affronter les changements majeurs qu'implique une grossesse. Ces changements sont non seulement physiques, mais aussi physiologiques et psychologiques. L'autohypnose vous permet d'ouvrir un nouveau chapitre de votre vie en toute sérénité.

PARTIE 2

EXERCICES PRÉLIMINAIRES POUR PRÉPARER VOS SÉANCES D'AUTOHYPNOSE

L'un des points essentiels avant de commencer tout exercice d'autohypnose est de définir le but poursuivi. Dans bien des cas, cet objectif peut paraître évident. En effet, s'il s'agit de lutter contre les nausées matinales, les insomnies, les douleurs de dos... ce que vous chercherez à obtenir c'est avant tout la disparition de ces nausées, un sommeil réparateur, ou la disparition des tensions que vous pouvez avoir dans le dos.

En revanche, il arrive aussi que **le but poursuivi puisse être plus ambigu**. Je m'explique : et pour cela, prenons un exemple. Marion, 27 ans, enceinte de trois mois, est venue me voir parce que son mari semble peu à peu s'éloigner d'elle au fur et à mesure que sa grossesse avance. Il est évident que ce dernier n'étant pas présent durant la séance, il est très difficile de connaître les raisons derrière cet éloignement, réel ou imaginaire, conjoncturel ou plus grave. Il va être aussi très difficile à Marion de changer l'attitude de son mari car, en général, il est ardu de changer les autres, tout juste est-il possible de se changer soi-même. L'autohypnose ne peut permettre de travailler que sur soi-même et non sur les autres. C'est pourquoi il est recommandé, lorsque vous travaillez en autohypnose, d'utiliser la règle des 3P lors du choix de l'objectif à atteindre.

LA RÈGLE DES 3P POUR BIEN CHOISIR VOTRE OBJECTIF

VOTRE OBJECTIF DOIT ÊTRE PERSONNEL

S'il y a une chose qui est évidente, c'est que l'objectif que vous devez vous fixer doit **vous concerner et vous uniquement**. En effet, il ne sert à rien de vous fixer comme objectif que vous aimeriez changer l'attitude de votre conjoint, car cela ne dépend pas uniquement de vous. En revanche, vous pouvez envisager des objectifs alternatifs tels que « j'aimerais que l'attitude de mon conjoint me soit indifférente » ou bien encore « j'aimerais avoir confiance en moi et en ma relation amoureuse ».

VOTRE OBJECTIF DOIT ÊTRE POSSIBLE

Évitez de vous fixer des objectifs démesurés, car vous risquez de ne pas les atteindre et de souffrir de cet échec. Ainsi, si votre objectif est de perdre 25 kg deux semaines après votre accouchement, vous courez à l'échec avec à la clé une frustration énorme qui ne peut qu'empirer la situation. Prenez le temps d'ajuster votre objectif avec ce que vous sentez être possible, aussi bien en termes de temps pour y arriver qu'en termes de niveau à atteindre. **N'hésitez pas à pratiquer la politique des petits pas qui consiste à vous fixer de petits objectifs**, quitte à les renouveler aussi souvent que nécessaire. Cela peut paraître frustrant mais, à long terme, ce sera le plus payant. Définissez aussi, si vous le sentez, les différentes étapes qui vont vous permettre de parvenir à votre objectif.

VOTRE OBJECTIF DOIT ÊTRE FORMULÉ EN TERMES POSITIFS

Lorsque vous vous fixez un objectif, évitez les énoncés négatifs, ainsi au lieu de dire « je veux arrêter d'avoir des insomnies », il vaut mieux se fixer comme objectif « j'aimerais m'endormir plus facilement ». Cette nuance peut vous sembler absurde, mais elle est en fait très importante pour être comprise par votre inconscient. Ce dernier fonctionne avec des formules simples. Dans le premier exemple, il ne va retenir que le mot « insomnie » sans s'attacher au reste de la phrase, alors que dans le second exemple, il va retenir « endormir » !

MESUREZ AUTANT QUE POSSIBLE LE BUT À ATTEINDRE

Il est important de ne pas rester dans le vague lorsque vous définissez le but que vous désirez atteindre. En effet, si vous affirmez vouloir perdre « pas mal de poids », à aucun moment vous n'aurez l'impression d'avoir atteint votre objectif. En ayant à l'esprit la règle des 3P énoncés plus haut, décidez que vous voulez perdre « 1 kg » ou « 3 kg », par exemple. Cette quantification qui est relativement facile lorsque l'on parle de poids devient beaucoup plus difficile si on a affaire à des notions plus abstraites comme de diminuer son stress. Dans ce cas, demandez-vous, sur une échelle de 0 à 10 (0 étant l'absence totale de stress et 10 le stress que vous jugez maximum), à quel niveau votre stress se situe au moment où vous fixez votre objectif et à quel niveau vous voudriez le faire descendre.

QUE FAIRE SI VOUS N'ARRIVEZ PAS À DÉFINIR UN OBJECTIF ?

À certains moments, il arrive que vous vous trouviez tellement plongée dans la détresse qu'il vous est impossible de définir un objectif. Les pensées tournent sans cesse dans votre tête, et vous avez l'impression d'être dans un cul-de-sac. Dans bien des cas, ce sont vos hormones qui vous jouent des tours, mais sur le moment, vous ne voyez aucune issue possible. Dans ce cas, je vous recommanderais d'utiliser « **une baguette magique** ».

Rassurez-vous, il ne s'agit pas d'avoir recours à un sorcier ou un magicien, mais simplement d'imaginer que, grâce à une baguette magique, le lendemain matin à votre réveil, le ou les problèmes qui vous tourmentent, quels qu'ils soient, sont résolus.

Pour profiter pleinement des effets de votre « baguette magique », fermez les yeux quelques instants et imaginez comment vous allez vous sentir demain matin quand tous vos problèmes seront résolus. Essayez de trouver quelles seront vos pensées, vos sensations, votre humeur et peut-être vos inquiétudes... Laissez-vous aller à les ressentir. Observez aussi comment réagit votre entourage à votre nouvel état : qu'en disent vos amis ? Qu'en disent vos « ennemis » ? Entrez dans la peau de ce « nouveau vous » et appréciez cette nouvelle situation comme vous pourriez apprécier une douceur, un bon plat, une gourmandise. Sans vous en rendre compte, vous venez de définir un objectif. Cette image du lendemain matin où tous vos problèmes ont été résolus est votre nouvel objectif. Vous pouvez le conserver précieusement dans un coin de votre cerveau, il vous réconfortera quand vous en aurez besoin.

OÙ, QUAND, COMMENT PRATIQUER L'AUTOHYPNOSE ?

L'AUTOHYPNOSE PEUT SE PRATIQUER N'IMPORTE OÙ

Vous constaterez en effet que **le lieu de sa pratique prend progressivement de moins en moins d'importance**. Ainsi, avec un peu d'entraînement, des personnes empruntant quotidiennement les transports en commun parviennent à s'abstraire d'un environnement parfois bruyant et chaotique, pour se plonger dans l'imaginaire de l'autohypnose.

L'essentiel pour la pratiquer est de vous installez aussi confortablement que possible. Je sais que ce n'est pas toujours évident, car tout au long de votre grossesse, les positions dans lesquelles vous serez à l'aise risquent d'être de moins en moins nombreuses. Mais que cela ne vous arrête pas, faites au mieux et vous verrez que durant la transe cet inconfort passager sera très vite oublié.

LE MOMENT CHOISI N'EST PAS PLUS IMPORTANT QUE L'ENDROIT

L'essentiel est d'avoir la certitude d'être tranquille. Toutefois, **faites vos séances, si possible de façon régulière**. Si vous laissez leur programmation dans le vague, vous trouverez toujours une bonne raison pour ne pas les faire : le travail, les préparatifs pour l'arrivée de l'enfant, ou même une émission de télévision. En particulier **au début,**

il est indispensable de se fixer un « rendez-vous » avec soi-même, si possible quotidien. Au besoin, inscrivez-le dans votre agenda. En cas d'exercices pratiqués le soir, il est probable, surtout si vous êtes au lit, que vous passiez du sommeil hypnotique au sommeil naturel, sans vous en rendre compte.

UNE SÉANCE D'AUTOHYPNOSE N'A PAS DE DURÉE IDÉALE

Pour certaines, elle peut durer quelques minutes ; pour d'autres, jusqu'à une heure. **L'essentiel est qu'elle soit systématique.** Quelques-uns de mes patients craignent de ne pas se réveiller. Rassurez-vous, qu'elle soit réalisée par un thérapeute ou par soi-même, une transe a toujours une fin. Il arrive toujours un moment où votre conscient va reprendre le dessus et vous ramener à la réalité.

En revanche, vous pouvez vous retrouver confrontée à la relativité du temps. Vous avez en effet déjà dû vous rendre compte qu'une activité peut paraître plus ou moins longue. Je me souviens parfaitement que les quatre heures du cours de mathématiques du lundi matin étaient interminables et me semblaient durer toute la journée. Au contraire, les vacances scolaires passaient beaucoup trop vite. Eh bien, vous ressentirez la même chose **pour les séances d'autohypnose : en général, elles sont agréables et filent rapidement.**

Par contre, si vous avez un rendez-vous, ou un programme qui ne vous permet pas de vous laisser aller durant un long moment, programmez une alarme (douce si possible) pour vous rappeler que le temps dont vous disposez est écoulé. Avec l'habitude, vous constaterez que vous avez développé une horloge interne qui vous « réveillera » au moment que vous aviez prévu.

Peu importe la durée pourvu que vous suiviez vos séances régulièrement. N'hésitez pas à les multiplier en cas de situation plus difficile.

COMMENT DÉFINIR VOTRE LIEU DE SÉCURITÉ ?

À ce stade, je vous propose de **définir l'endroit idéal où vous aimeriez être : votre « lieu de sécurité »**, que l'on nomme aussi « lieu refuge » (*safe place* en anglais). À quoi va-t-il vous servir ?

Vous pourrez utiliser ce lieu refuge pour différents usages. Au début d'une séance d'autohypnose, il est confortable de lui rendre une petite visite. Qu'il s'agisse d'une plage sous les tropiques, d'un chalet à la montagne, d'une forêt enneigée ou de la maison de vos grands-parents, sa simple évocation vous fait partir en voyage et vous sentir déjà beaucoup mieux.

En début de transe ou durant son déroulement, vous pourrez avoir envie de vous ressourcer dans cet endroit plein de sérénité. **Ce lieu refuge prend particulièrement tout son sens dans la vie de tous les jours.** Devant une situation difficile ou ennuyeuse, ou bien un événement désagréable, son évocation vous sera des plus utiles et d'un grand réconfort.

Aux différentes étapes de votre grossesse, ainsi que lorsque le bébé sera né, ce lieu de sécurité va vous être particulièrement utile pour trouver un refuge et vous mettre à l'abri d'un environnement parfois stressant que vous aurez peut-être un peu de mal à supporter.

Peu importe l'endroit, pourvu que vous vous y sentiez bien et en sécurité. **Ce lieu refuge peut être réel ou le fruit de votre imagination.** Il peut venir du passé, du présent ou du futur. C'est avant tout ce que vous voulez qu'il soit.

Ce lieu refuge sera différent d'une personne à une autre, mais aussi, peut-être d'un moment à un autre.

EXERCICES POUR ENTRER EN TRANSE

UN MOT EN PRÉAMBULE

Ce qui inquiète le plus mes patients qui veulent faire de l'autohypnose, c'est leur capacité à entrer seuls en transe. Et pourtant... c'est un état à la fois naturel et facile à mettre en place. Il faut savoir qu'il n'en existe pas une forme unique. **Chacun a sa façon de vivre cet état de conscience modifiée.** Un peu comme chacun a sa façon de vivre ses rêves. Vouloir comparer toutes ces formes, ou estimer leur valeur est aussi vain que d'évaluer son sommeil par rapport à celui d'une autre personne.

Chaque forme de transe est très personnelle. Peut-être aurez-vous l'impression de vous endormir ou d'être réveillée pendant toute sa durée. À mes yeux, l'important est qu'à la fin, vous vous sentiez mieux qu'avant.

Ne vous posez pas la question de savoir si « ça a marché ». Cela n'a pas de sens. Plus vous pratiquerez, plus vous ressentirez le plaisir de ce moment unique consacré à vous faire du bien.

Il n'existe pas de méthode magique pour entrer en transe. En réalité, ce n'est pas vraiment la méthode qui importe, mais plutôt l'état d'esprit au moment où vous voulez induire une transe. **Le principe de la transe est de vous focaliser sur vous-même et non sur les événements de votre vie à ce moment-là.** Je sais que c'est plus facile à dire qu'à faire car, lorsque l'on décide d'entreprendre une séance d'autohypnose, c'est généralement dans des moments difficiles, où l'esprit est souvent encombré de pensées.

Surtout dans les premiers temps, vous peinerez à interrompre le flot de pensées qui assaillent votre conscient. Cela n'a aucune importance. Laissez passer ce flot sans essayer de l'arrêter. Dans le cas contraire, ces pensées se feraient de plus en plus présentes et vous empêcheraient de vous abandonner. Laissez-les circuler. Elles finiront bien par s'arrêter d'elles-mêmes. Et si elles ne cessent pas, cela n'a aucune importance car, pendant que votre conscient se demande si vous avez bien pris vos vitamines ce matin ou quand aura lieu votre prochain rendez-vous pour une échographie, votre inconscient peut accueillir vos suggestions.

SEIZE TECHNIQUES POUR ENTRER EN TRANSE

Il existe de nombreuses techniques pour entrer en transe. Dans les pages qui suivent, vous allez en découvrir seize, qui sont loin de constituer une liste exhaustive. **Les techniques décrites ici sont parmi les plus simples.** En réalité, c'est à vous, et uniquement à vous, de choisir celle qui vous plaît le plus, quitte à en utiliser plusieurs et à les varier en fonction de votre humeur et du moment. D'ailleurs, vous constaterez très vite que vous mettrez au point votre propre technique, qui n'aura peut-être rien à voir avec celles que je vous indique ici.

Je conçois que vous proposer seize techniques différentes pour entrer en transe est quelque peu déroutant. Mais la première question à vous poser est de savoir laquelle vous convient le mieux. Vous pouvez évidemment les essayer toutes les unes après les autres. Mais je crains que ce soit long et fastidieux, même si c'est peut-être, en dernier recours, ce que vous ferez.

Mais surtout **n'oubliez pas que c'est vous, et uniquement vous, qui déciderez de la technique la plus appropriée et qui vous convient le mieux.** Comme je l'ai dit auparavant, n'hésitez pas à inventer progressivement votre propre façon d'entrer en transe.

Mon expérience à votre service : un début de transe en cabinet

Alors que vous êtes confortablement installé(e) dans votre fauteuil, je vous propose de placer vos pieds bien à plat sur le sol puis vos mains sur vos cuisses.
« Fermez les yeux. Je vais compter jusqu'à 5 et, au fur et à mesure du décompte, vous allez peu à peu glisser de l'état de veille à celui très agréable qu'est le sommeil hypnotique. À chaque chiffre que je vais prononcer, vos paupières vont être de plus en plus lourdes et vous allez sentir le sommeil vous gagner peu à peu.
Comptez lentement avec moi : 1... 2... 3... 4... 5...
Peut-être pouvez-vous sentir vos pieds confortablement posés sur le sol et vos mains bien à plat sur vos cuisses. Vous sentez aussi le dossier du siège dans le dos et le siège lui-même sous vos cuisses.
Peut-être pouvez-vous aussi entendre les bruits qui vous entourent : des voix dans la pièce à côté ou le bruit des voitures dans la rue.
Vos paupières sont de plus en plus lourdes et vous sentez peut-être une certaine lourdeur s'installer dans votre corps, à moins que votre corps ne vous paraisse plus léger, léger comme une plume qu'un souffle de vent fait voler.
Vous sentez vos paupières qui deviennent encore plus lourdes et un certain engourdissement gagne votre corps. Peut-être cet engourdissement commence-t-il dans votre jambe gauche, au niveau du mollet, ou dans votre bras droit, au niveau du poignet ? Même si de nombreuses pensées continuent à circuler dans votre conscient, vous vous rendez compte que votre inconscient se conscientise peu à peu. Et plus votre conscient voudra résister à l'inconscient, plus celui-ci sera présent.
Très bien ! Très, très bien ! Vous êtes en train d'entrer en transe avec beaucoup de facilité. Même si vous avez l'impression que vous ne vous trouvez pas dans un état de conscience modifiée, votre inconscient sait pertinemment que vous êtes en train de basculer dans la transe.

→

Mais souvenez-vous, vous n'êtes pas obligé(e) de dormir, de même que vous n'êtes pas obligé(e) de vous détendre. Très bien ! Très, très bien !
Et maintenant, je vais compter de 42 à 31 : 42 – 41 – 40 – 39 – 38 – 37 – 36 – 35 – 34 – 33 – 32 – 31. Très bien ! Très, très bien ! »

ENTREZ EN TRANSE
PAR LA FIXATION

- Asseyez-vous confortablement dans un fauteuil ou sur une chaise, ou allongez-vous sur un lit. L'essentiel est que vous soyez bien.
- Si vous êtes assise, posez vos deux pieds bien à plat sur le sol et vos deux mains sur vos cuisses. Si vous êtes allongée, mettez vos bras le long du corps ou, si cela vous convient mieux, vos mains sur le ventre.
- Fixez un point situé au-dessus de votre ligne d'horizon. Choisissez une tache sur un mur, un objet haut placé ou un point lumineux.
- Regardez-le avec attention, sans pour autant essayer de l'analyser, c'est-à-dire d'étudier sa forme, sa raison d'être ou sa couleur.
- Respirez tranquillement.
- Au bout de quelques instants, vous sentirez que vos paupières ont tendance à devenir lourdes et que vos yeux ont envie de se fermer.
- Résistez juste quelques secondes à cette envie, puis laissez-vous aller et fermez les yeux.
- Si vous êtes assise, laissez aller votre tête contre le dossier du siège, et soulagez en même temps la légère tension dans votre cou.
- Laissez aller vos pensées où elles veulent, sans essayer de les arrêter.
- Vous êtes maintenant en transe, dans un état de conscience modifiée.

ENTREZ EN TRANSE
PAR LA GOUTTE D'EAU

- Asseyez-vous confortablement dans un fauteuil ou sur une chaise, ou allongez-vous sur un lit. L'essentiel est que vous soyez bien.
- Si vous êtes assise, posez vos deux pieds bien à plat sur le sol et vos deux mains sur vos cuisses. Si vous êtes allongée, mettez vos bras le long du corps ou, si cela vous convient mieux, vos mains sur le ventre.
- Fermez les yeux, puis respirez à un rythme qui vous convient.
- Les yeux toujours fermés, imaginez une fleur. Sur cette fleur se trouve une goutte d'eau.
- Vous voyez cette goutte d'eau dans laquelle brille le soleil.
- Regardez attentivement les couleurs qui se reflètent dans la goutte d'eau.
- Plus vous observerez cette goutte d'eau et plus vous sentirez votre corps se détendre peu à peu.
- Si vous êtes assise, laissez aller votre tête contre le dossier du siège, et soulagez en même temps la légère tension dans votre cou.
- Laissez aller vos pensées où elles le veulent, sans essayer de les arrêter.
- Vous êtes maintenant en transe, dans un état de conscience modifiée.

ENTREZ EN TRANSE
PAR LES SENS

- Asseyez-vous confortablement dans un fauteuil ou sur une chaise, ou allongez-vous sur un lit. L'essentiel est que vous soyez bien.
- Si vous êtes assise, posez vos deux pieds bien à plat sur le sol et vos deux mains sur vos cuisses. Si vous êtes allongée, mettez vos bras le long du corps ou, si cela vous convient mieux, vos mains sur votre ventre.
- Fermez les yeux, puis respirez à un rythme qui vous convient.
- Écoutez attentivement les différents bruits qui vous entourent.
- Souvenez-vous du parfum d'une fleur, de l'odeur du pain dans une boulangerie – à vrai dire, peu importe l'objet et son parfum.
- Imaginez un bonbon ou un morceau de chocolat qui fond dans votre bouche ; sentez son goût et sa texture.
- Évoquez un paysage que vous aimez.
- Si vous êtes assise, laissez aller votre tête contre le dossier du siège, et soulagez en même temps la légère tension dans votre cou.
- Laissez aller vos pensées où elles veulent, sans essayer de les arrêter.
- Vous êtes maintenant en transe, dans un état de conscience modifiée.

ENTREZ EN TRANSE
PAR LES POINTS D'APPUI

- Asseyez-vous confortablement dans un fauteuil ou sur une chaise, ou allongez-vous sur un lit. L'essentiel est que vous soyez bien.
- Si vous êtes assise, posez vos deux pieds bien à plat sur le sol et vos deux mains sur vos cuisses. Si vous êtes allongée, mettez vos bras le long du corps ou, si cela vous convient mieux, vos mains sur votre ventre.
- Fermez les yeux, puis respirez à un rythme qui vous convient.
- Sentez tous les points de votre corps qui sont en contact avec le sol et/ou le siège, ou le lit : votre pied droit sur le sol puis le gauche, votre cuisse droite sur le canapé puis la gauche, vos fesses, votre dos, votre tête sur un coussin...
- Focalisez votre attention sur ces différents points à chaque évocation.
- Répétez cet exercice trois ou quatre fois.
- Si vous êtes assise, laissez aller votre tête contre le dossier du siège, et soulagez en même temps la légère tension dans votre cou.
- Laissez aller vos pensées où elles veulent, sans essayer de les arrêter.
- Vous êtes maintenant en transe, dans un état de conscience modifiée.

ENTREZ EN TRANSE
PAR LA RESPIRATION

- Asseyez-vous confortablement dans un fauteuil ou sur une chaise. Ou bien encore, allongez-vous sur un lit. L'essentiel est que vous soyez bien.
- Si vous êtes assise, posez vos deux pieds bien à plat sur le sol et vos deux mains sur vos cuisses. Si vous êtes allongée, posez vos mains de part et d'autre de votre corps ou, si cela vous convient mieux, sur votre ventre.
- Commencez par fermer les yeux.
- Respirez tranquillement par le nez, à votre rythme.
- Puis inspirez profondément et retenez votre souffle deux ou trois secondes en ayant soin qu'à aucun moment cette rétention ne soit inconfortable.
- Puis expirez lentement, en répétant intérieurement trois fois le mot « Dors ! »
- Laissez votre corps se détendre autant que possible.
- Répétez cette procédure cinq ou six fois.
- Si vous êtes assise, laissez aller votre tête contre le dossier du siège, et soulagez en même temps la légère tension dans votre cou.
- Laissez aller vos pensées où elles le veulent sans essayer de les arrêter.
- Vous êtes maintenant en transe, dans un état de conscience modifiée.

ENTREZ EN TRANSE
EN COMPTANT VOTRE RESPIRATION

- Asseyez-vous confortablement dans un fauteuil ou sur une chaise, ou allongez-vous sur un lit. L'essentiel est que vous soyez bien.
- Si vous êtes assise, posez vos deux pieds bien à plat sur le sol et vos deux mains sur vos cuisses. Si vous êtes allongée, mettez vos bras le long du corps ou, si cela vous convient mieux, vos mains sur votre ventre.
- Fermez les yeux, puis respirez à un rythme qui vous convient.
- Les yeux toujours fermés, comptez vos respirations.
- Lorsque vous sentez votre esprit s'envoler, reprenez le comptage à zéro.
- Au début, il est possible que votre concentration ne dépasse pas deux ou trois respirations. Ce n'est pas grave. Reprenez simplement le comptage.
- Lorsque vous vous sentez plus calme et que votre esprit reste bien concentré sur ce comptage, laissez-vous aller.
- Si vous êtes assise, laissez aller votre tête contre le dossier du siège, et soulagez en même temps la légère tension dans votre cou.
- Laissez aller vos pensées où elles veulent, sans essayer de les arrêter.
- Vous êtes maintenant en transe, dans un état de conscience modifiée.

ENTREZ EN TRANSE
EN PRENANT CONSCIENCE DE VOTRE CORPS

- Asseyez-vous confortablement dans un fauteuil ou sur une chaise, ou allongez-vous sur un lit. L'essentiel est que vous soyez bien.
- Si vous êtes assise, posez vos deux pieds bien à plat sur le sol et vos deux mains sur vos cuisses. Si vous êtes allongée, mettez vos bras le long du corps ou, si cela vous convient mieux, vos mains sur votre ventre.
- Fermez les yeux, puis respirez à un rythme qui vous convient.
- Placez une main sur une partie de votre corps, comme sur votre genou gauche ou votre joue droite.
- Concentrez-vous sur les sensations que vous procure cet attouchement.
- Lorsque vous aurez l'impression d'avoir fait le tour de ces sensations, déplacez votre main ailleurs sur votre corps.
- Concentrez-vous à nouveau sur les sensations que provoque ce nouveau contact.
- Répétez cet exercice à plusieurs reprises, jusqu'à ce que vous sentiez votre esprit parfaitement concentré sur ces sensations.
- Si vous êtes assise, laissez aller votre tête contre le dossier du siège, et soulagez en même temps la légère tension dans votre cou.
- Laissez aller vos pensées où elles veulent, sans essayer de les arrêter.
- Vous êtes maintenant en transe, dans un état de conscience modifiée.

ENTREZ EN TRANSE
PAR LE SOUVENIR PRESQUE HYPNOTIQUE

- Asseyez-vous confortablement dans un fauteuil ou sur une chaise, ou allongez-vous sur un lit. L'essentiel est que vous soyez bien.
- Si vous êtes assise, posez vos deux pieds bien à plat sur le sol et vos deux mains sur vos cuisses. Si vous êtes allongée, mettez vos bras le long du corps ou, si cela vous convient mieux, vos mains sur votre ventre.
- Fermez les yeux, puis respirez à un rythme qui vous convient.
- Pour entrer en transe, il suffit souvent d'évoquer des moments où vous avez pu l'être par le passé. Cette transe pouvait être involontaire, comme durant un cours où l'on s'ennuyait, ou volontaire, à l'occasion d'une séance avec un hypnothérapeute.
- Remettez-vous en situation et évoquez l'environnement, les images, les voix et votre état général à l'époque des faits.
- Si vous êtes assise, laissez aller votre tête contre le dossier du siège, et soulagez en même temps la légère tension dans votre cou.
- Laissez aller vos pensées où elles veulent, sans essayer de les arrêter.
- Vous êtes maintenant en transe, dans un état de conscience modifiée.

ENTREZ EN TRANSE
PAR LA *SAFE PLACE*

- Asseyez-vous confortablement dans un fauteuil ou sur une chaise, ou allongez-vous sur un lit. L'essentiel est que vous soyez bien.
- Si vous êtes assise, posez vos deux pieds bien à plat sur le sol et vos deux mains sur vos cuisses. Si vous êtes allongée, mettez vos bras le long du corps ou, si cela vous convient mieux, vos mains sur votre ventre.
- Fermez les yeux, puis respirez à un rythme qui vous convient.
- Pour entrer en transe agréablement, vous pouvez vous rendre dans votre lieu de sécurité, si vous avez réussi à le créer (voir exercice 7).
- Imaginez-vous sur la plage de vos rêves ou dans ce chalet que vous avez construit dans votre esprit.
- Retrouvez dans cet endroit qui est à vous, et uniquement à vous, des sensations comme le bruit du feu de bois, la chaleur du soleil sur votre peau, les odeurs d'un jour de fête, la lumière du soleil couchant…
- Si vous êtes assise, laissez aller votre tête contre le dossier du siège, et soulagez en même temps la légère tension dans votre cou.
- Laissez aller vos pensées où elles veulent, sans essayer de les arrêter.
- Vous êtes maintenant en transe, dans un état de conscience modifiée.

ENTREZ EN TRANSE
PAR LA DISSOCIATION

- Asseyez-vous confortablement dans un fauteuil ou sur une chaise, ou allongez-vous sur un lit. L'essentiel est que vous soyez bien.
- Si vous êtes assise, posez vos deux pieds bien à plat sur le sol et vos deux mains sur vos cuisses. Si vous êtes allongée, mettez vos bras le long du corps ou, si cela vous convient mieux, vos mains sur votre ventre.
- Fermez les yeux, puis respirez à un rythme qui vous convient.
- Utilisez ce procédé de dissociation pour essayer de vous « voir » dans un certain environnement.
- Après être parvenue à vous « voir », « revenez » dans votre corps dans le présent.
- Recommencez plusieurs fois ce va-et-vient en ajoutant une nouvelle dimension, celle de vous voir en train de vous endormir.
- Si vous êtes assise, laissez aller votre tête contre le dossier du siège, et soulagez en même temps la légère tension dans votre cou.
- Laissez aller vos pensées où elles veulent, sans essayer de les arrêter.
- Vous êtes maintenant en transe, dans un état de conscience modifiée.

ENTREZ EN TRANSE
PAR LA PLONGÉE DANS LE SOMMEIL

- Asseyez-vous confortablement dans un fauteuil ou sur une chaise, ou allongez-vous sur un lit. L'essentiel est que vous soyez bien.
- Si vous êtes assise, posez vos deux pieds bien à plat sur le sol et vos deux mains sur vos cuisses. Si vous êtes allongée, mettez vos bras le long du corps ou, si cela vous convient mieux, vos mains sur votre ventre.
- Fermez les yeux, puis respirez à un rythme qui vous convient.
- Imaginez-vous face à un escalier recouvert de velours rouge.
- Descendez cet escalier en toute sécurité en tenant la rampe. L'escalier comporte dix marches.
- Progressez lentement, en comptant les marches dans l'ordre décroissant (10 – 9 – 8 – 7 – 6 – 5 – 4 – 3 – 2 – 1).
- À chaque marche, imaginez que vos paupières sont de plus en plus lourdes et que votre corps s'alourdit lui aussi.
- À la dixième marche, vous vous sentirez bien, détendue.
- Si vous êtes assise, laissez aller votre tête contre le dossier du siège, et soulagez en même temps la légère tension dans votre cou.
- Laissez aller vos pensées où elles veulent, sans essayer de les arrêter.
- Vous êtes maintenant en transe, dans un état de conscience modifiée.

ENTREZ EN TRANSE
PAR LES MAINS MAGNÉTIQUES

- Asseyez-vous confortablement dans un fauteuil ou sur une chaise.
- Posez vos deux pieds bien à plat sur le sol.
- Fermez les yeux, puis respirez à un rythme qui vous convient.
- Frottez fortement vos mains pendant quelques instants jusqu'à ce que vous ressentiez de la chaleur.
- Lorsque cette chaleur devient bien présente, écartez vos mains de 50 cm environ.
- Dans un mouvement lent, rapprochez vos mains jusqu'à ressentir une forme de magnétisme passant d'une main à l'autre.
- Gardez les yeux fermés et laissez-vous aller autant que possible.
- À un moment donné, vous sentirez vos mains se rapprocher l'une de l'autre. Peut-être iront-elles jusqu'à se rejoindre ou resteront-elles à distance. Peu importe.
- En vous concentrant sur vos mains, vous entrerez peu à peu en transe.
- Si vous êtes assise, laissez aller votre tête contre le dossier du siège, et soulagez en même temps la légère tension dans votre cou.
- Laissez aller vos pensées où elles veulent, sans essayer de les arrêter.
- Vous êtes maintenant en transe, dans un état de conscience modifiée.

ENTREZ EN TRANSE
PAR LA LÉVITATION DU BRAS

- Asseyez-vous confortablement dans un fauteuil ou sur une chaise.
- Posez vos deux pieds bien à plat sur le sol.
- Fermez les yeux, puis respirez à un rythme qui vous convient.
- Soulevez le bras de votre choix devant vous.
- Faites-le bouger lentement de haut en bas. Vos mouvements sont lents et sans grande ampleur.
- Focalisez votre attention sur ce bras. Les yeux toujours fermés, vous ressentirez les mouvements de tous les muscles de votre bras et de votre épaule.
- Mentalement, répétez cette phrase qui peut paraître étrange, mais efficace : « Mon cher inconscient, tu vas faire bouger mon bras. Mon bras va devenir de plus en plus léger jusqu'à ce qu'il flotte tout seul dans l'espace. »
- Continuez à faire bouger votre bras ou arrêtez. L'important, c'est que vous focalisiez toute votre attention sur votre bras.
- Si vous êtes assise, laissez aller votre tête contre le dossier du siège, et soulagez en même temps la légère tension dans votre cou.
- Laissez aller vos pensées où elles veulent sans essayer de les arrêter.
- Vous êtes maintenant en transe, dans un état de conscience modifiée.
- Quand vous vous sentirez suffisamment en transe, vous constaterez, avec surprise, que votre bras reste levé sans difficulté. Vous pouvez aussi bien le poser sur votre jambe.

ENTREZ EN TRANSE
PAR LA MÉTHODE DE BETTY ERIKSON

- Asseyez-vous confortablement dans un fauteuil ou sur une chaise, ou allongez-vous sur un lit. L'essentiel est que vous soyez bien.
- Si vous êtes assise, posez vos deux pieds bien à plat sur le sol et vos deux mains sur vos cuisses. Si vous êtes allongée, mettez vos bras le long du corps ou, si cela vous convient mieux, vos mains sur votre ventre.
- Prenez conscience de quatre objets qui vous entourent, peu importe lesquels : un écran d'ordinateur, une porte, une fenêtre, des rideaux... Enregistrez-les dans votre esprit. Si vous le souhaitez, vous pouvez même répéter mentalement : « Je vois un écran d'ordinateur, je vois une fenêtre... »
- De la même façon, notez mentalement quatre bruits que vous entendez autour de vous et répétez mentalement : « J'entends la télévision des voisins, j'entends le bruit de la pendule... »
- Notez également quatre sensations telles que vos deux pieds sur le sol, votre dos contre le dossier du siège, la température ambiante...
- Répétez l'ensemble de cet exercice avec trois objets, trois bruits, trois sensations.
- Poursuivez avec deux objets, deux bruits, deux sensations, puis un seul de chaque.
- Si vous n'avez pas l'impression d'être totalement en transe, répétez l'exercice en fermant les yeux.
- Si vous êtes assise, laissez aller votre tête contre le dossier du siège, et soulagez en même temps la légère tension dans votre cou.
- Laissez aller vos pensées où elles veulent, sans essayer de les arrêter.
- Vous êtes maintenant en transe, dans un état de conscience modifiée.

ENTREZ EN TRANSE
AVEC UN PENDULE

- Asseyez-vous confortablement dans un fauteuil ou sur une chaise.
- Posez vos deux pieds bien à plat sur le sol.
- Respirez à un rythme qui vous convient.
- Tenez le pendule ou le pendentif entre le pouce et l'index, le bras légèrement levé et sans appuyer votre coude sur un support.
- Fixez le pendule jusqu'à ce qu'il se mette à se balancer d'avant en arrière. Si ce mouvement ne vient pas de lui-même, provoquez-le en bougeant légèrement la main.
- Continuez à fixer le pendule qui bouge légèrement.
- Après un certain temps, vos yeux se fermeront et vous entrerez en transe : le pendule tombera peut-être sur le sol.
- Si vous êtes assise, laissez aller votre tête contre le dossier du siège, et soulagez en même temps la légère tension dans votre cou.
- Laissez aller vos pensées où elles veulent, sans essayer de les arrêter.
- Vous êtes maintenant en transe, dans un état de conscience modifiée.

APPROFONDISSEZ VOTRE TRANSE

Si vous jugez nécessaire d'avoir une transe plus intense, soit pour mieux vous détendre, soit simplement pour vous être agréable, soit encore pour atteindre des niveaux d'inconscient plus profonds, il existe une technique simple d'approfondissement. Elle a pour avantage d'apaiser le ballet incessant de vos pensées qui traversent votre conscient.

- Après avoir accompli l'un des exercices préliminaires présentés ci-dessus, lorsque vous avez le sentiment d'être plus ou moins engourdie par la transe, comptez lentement dans votre tête de 29 à 21. Attention, les nombres n'ont aucune importance, ce peut être de 99 à 91, car il s'agit juste de les énumérer à l'envers.
- Peu importe aussi si vous ne parvenez pas à citer tous les nombres. C'est signe que vous êtes « endormie » profondément.

PARTIE 3

VOYAGE VERS UNE DOUCE GROSSESSE

COMMENT LIRE CETTE TROISIÈME PARTIE ?

Cette troisième partie entre dans le vif du sujet, c'est-à-dire qu'elle va vous permettre de vivre une séance d'autohypnose qui va correspondre le plus possible à la problématique qui vous tient à cœur. Pour ce faire, cette partie est divisée en thèmes liés à la grossesse, tels que j'ai pu les rencontrer lors de mes consultations.

Par commodité, cette partie est structurée chronologiquement. Elle suit, plus ou moins fidèlement, les différentes étapes de votre grossesse, qui vont depuis la conception jusqu'à la naissance de votre enfant, et même les premiers temps de votre nouvelle vie de mère. Parmi ces étapes, vous trouverez : **la conception, le premier, le deuxième et le troisième trimestre, les premiers mois de votre nouvelle vie.**

Il est évident que tous les thèmes abordés ne seront pas pour vous d'un intérêt équivalent. Certains vous seront même peut-être totalement étrangers, alors que vous pourrez ressentir plus d'affinités pour d'autres. Il ne s'agit en aucun cas de pratiquer systématiquement toutes les séances d'autohypnose qui vous sont suggérées, mais plutôt de sélectionner celles qui vous interpellent et qui pour vous présentent un intérêt.

Afin de vous piloter au mieux dans vos séances, il m'a semblé qu'il serait des plus efficaces d'adopter l'approche que j'utilise avec mes patientes et de vous faire vivre « en direct » nos séances afin que vous puissiez à votre tour devenir votre propre hypnothérapeute. Pour chacune de ces « séances », l'approche sera similaire :

1. La première étape consiste à demander à ma patiente d'expliquer ce qui l'amène à me rendre visite (***un témoignage***) ;

2. La deuxième est composée d'extraits de conversations que j'ai pu avoir avec elle (***quelques questions complémentaires***) ;

3. La troisième étape est constituée de commentaires généraux sur le cas qui est présenté (***commentaires du thérapeute***) ;

4. Vient ensuite une série de petits exercices destinés à vous détendre et à vous réconforter (***prenez soin de vous***) ;

5. Puis vient un exemple de transe que vous pourrez utiliser tel quel, en le lisant ou en l'enregistrant, à moins que vous ne préfériez le télécharger depuis Internet (**un exemple de transe**) ;

6. Enfin une ébauche de scénario et un certain nombre de thèmes, de mots-clés et d'expressions que vous pourrez utiliser pour développer votre propre transe (**un autre scénario et un choix de mots**).

« Un témoignage

Que puis-je faire pour vous ? C'est la première question que je pose à mes patientes lorsqu'elles s'installent dans un fauteuil en face de moi. En général, elles sont préparées à une telle question et vont me raconter ce qui les amène à faire une séance d'hypnose. Peut-être allez-vous reconnaître, dans leurs propos, certaines difficultés qu'elles ont pu rencontrer, des émotions qu'elles ont pu ressentir, ou des expériences qu'elles ont pu vivre. Ne vous attendez pas, bien sûr, à retrouver mot pour mot l'ensemble de vos difficultés et de vos émotions.

Ces exemples, aussi imparfaits soient-ils, sont là avant tout **pour orienter votre future transe.** Même si vous ne vous reconnaissez pas entièrement dans les propos de mes patientes, la transe qui vous est proposée, avec quelques adaptations parfois, va vous permettre de faire évoluer votre situation.

Une autre utilité des tranches de vie qui vous sont présentées est qu'elles vont vous permettre de vous apercevoir que vous n'êtes pas la seule à rencontrer de telles difficultés. Bien sûr, cela ne vous aide pas beaucoup de savoir que de nombreuses personnes souffrent du même trouble que vous, mais à mon sens, il est très important que vous puissiez reconnaître que ces difficultés, ces troubles, ces émotions négatives existent et qu'elles sont reconnues comme étant un « problème ».

Que de fois n'ai-je pas entendu une patiente lors de sa première séance me dire qu'elle souffrait par exemple d'« angoisse excessive », qu'elle « ne se sentait pas bien dans son corps »... Et puis, immédiatement après, elle ne pouvait s'empêcher de dire en s'excusant que, bien sûr, il y avait des problèmes bien plus graves dans le monde, et qu'elle « se sentait nulle » de venir me déranger pour quelque chose d'aussi peu important.

Ma réponse, à cette entrée en matière, est que **ce n'est pas parce qu'il y a des gens malheureux dans le monde que la souffrance individuelle n'existe pas.** De plus, aucune souffrance n'est « nulle ». **Chaque souffrance est douloureuse, unique et très personnelle.** Personne autour de vous, même ceux qui vous sont très proches et qui vous aiment, ne peut ressentir ce que vous ressentez. Il est important, voire indispensable, de reconnaître l'existence de cette souffrance, d'en parler et de lui donner le droit d'exister.

Pour préserver la confidentialité des propos, les noms et circonstances présentés dans les extraits d'entretiens ont été modifiés.

+ Quelques questions complémentaires

Il s'agit de très brefs extraits de conversation qui vous donneront des renseignements complémentaires sur ce qui se passe pour ces patientes, leurs états d'âme et sur ce qu'elles pensent. Ces dialogues permettront aussi peut-être de vous focaliser différemment sur votre problématique.

Commentaires du thérapeute

Afin de vous donner une vue générale des problématiques abordées, vous trouverez ensuite quelques lignes qui, sans avoir la prétention d'être exhaustives ni d'être un diagnostic complet, vous donneront des indications sur ce qu'il se passe dans le corps ou dans l'esprit de la femme enceinte aux prises avec une certaine problématique.

PRENEZ SOIN DE VOUS

Durant la grossesse, vous allez constater que bien souvent vous serez considérées non plus comme une femme, une compagne, une amie, mais **comme la porteuse d'un fruit très attendu**. Toute l'attention va se porter sur votre ventre qui grossit et d'une façon assez ambiguë, vous, en tant que personne, allez passer au second plan.
Ce que je vous propose ici, c'est avant tout de **vous faire du bien**. De penser à vous, de vous consacrer à vous en tant que personne et non en tant que future maman. Ces petits exercices qui peuvent vous sembler anodins vont vous permettre de prendre soin de vous. Car à présent, vous êtes la personne la plus importante. De vous dépendent à la fois votre santé, celle du bébé et l'atmosphère qui vous entoure. Si je n'avais qu'une seule recommandation à vous faire, ce serait de **prendre soin de vous.** Cajolez-vous, soyez douce et gentille avec vous-même. Même si ce n'est pas toujours facile, c'est très important.

Un exemple de transse

Vient ensuite, **la transe à proprement parler**. À nouveau, ce qui est le plus important durant cet exercice, c'est de vous ouvrir à tous les possibles. N'oubliez pas qu'il s'agit de fantasmes et que les fantasmes sont sans limites. Ils n'ont de limites que notre imagination. Si vous désirez aller sur la Lune dans ce moment de transe pour vous y sentir en sécurité, c'est quelque chose qui est tout à fait réalisable.

Surtout, **ne portez pas de jugement de valeur sur vos fantasmes**. Dans d'autres circonstances, vous pourriez considérer un voyage sur la Lune comme inutile, hors de votre portée, absurde... Lors d'une transe, de tels adjectifs n'ont absolument pas raison d'être. Si votre rêve est d'être « reconnu » dans ce moment de transe, rien ne vous empêche de recevoir un prix Nobel ou d'être nommé secrétaire général des Nations unies. Si cela peut vous aider à mieux vous sentir, n'hésitez pas à laisser votre imagination s'envoler.

D'un point de vue pratique, à chaque cas va correspondre une transe différente. Elle va vous permettre de découvrir un exemple de ce que peut être une transe qui convient aux difficultés évoquées. Inutile d'essayer de mémoriser l'exemple qui vous est donné, ce serait à la fois contraignant et contre-productif. **Vous pouvez, soit lire le petit texte qui se trouve dans ce livre et vous en inspirer, soit enregistrer ce texte et le réécouter par la suite, ou bien encore utiliser l'enregistrement audio qui vous est proposé sur Internet.**

Un autre scénario et un choix de mots

Une autre solution consiste à développer votre transe personnelle. Pour ce faire, vous trouverez, pour chacune des situations, une ébauche de scénario que vous pourrez suivre si elle vous semble adéquate. Après l'avoir lue, fermez les yeux et utilisez l'une des techniques mentionnées plus haut pour entrer en transe et laissez-vous aller, votre inconscient fera le reste.

Vous trouverez une liste de mots et expressions qu'il ne s'agit absolument pas de mémoriser, mais simplement de parcourir. Lorsque vous serez en transe, certains d'entre eux vous reviendront à l'esprit, n'hésitez pas à les laisser se glisser dans votre voyage hypnotique et accommodez-les à votre façon.

ET APRÈS...

Quand vous aurez terminé votre transe, revenez tout doucement au moment présent et surtout, **n'essayez pas de comprendre ce qui vient de se passer. Laissez agir !**

Répétez ces transes aussi souvent que vous en avez envie, mais au moins une fois par jour. Vous verrez, très rapidement les choses vont bouger !

Pendant combien de temps vous faut-il répéter ces transes ? C'est à vous de décider. Pour certaines d'entre vous, les effets se font sentir très rapidement, pour d'autres cela prend un peu plus de temps. Utilisez votre bon sens, je crois que c'est la meilleure façon de procéder.

Quoi qu'il en soit vous allez rapidement vous apercevoir que **ce moment que vous vous donnez à vous-même est quelque chose d'agréable et de relaxant**. Cela vous donnera l'envie de le répéter régulièrement.

THÈME 1

LA CONCEPTION

L'aventure de la maternité commence avant même de tomber enceinte. Pendant des millénaires, la décision d'avoir ou de ne pas avoir d'enfant ne s'est pas posée. Le fait d'être enceinte était dû soit au hasard (heureux ou malheureux), soit à une volonté déterminée. En revanche, de tout temps, certains couples ont eu plus ou moins de difficultés à avoir un enfant. Ce sont ces deux aspects que nous allons aborder dans les pages qui suivent, ainsi qu'une approche globale de cette période à la fois très courte, mais aussi très intense que sont les neuf mois de la grossesse.

1

AVOIR UN ENFANT OU PAS : MON CŒUR BALANCE

“ Le témoignage d’Annabelle

Annabelle, 32 ans (extraits de la première séance)

Voilà maintenant huit ans que j’ai rencontré Marc et dès les premiers instants cela a été le coup de foudre. Immédiatement, nous nous sommes rendu compte que nous étions faits l’un pour l’autre. Je sais que ça fait très fleur bleue… Cela ne nous a pas empêchés de vivre des crises au point qu’il y a deux ans, nous nous sommes séparés pendant trois mois pour faire le point. Au bout de ce laps de temps, nous nous sommes aperçus que nous ne pouvions pas vivre l’un sans l’autre, même si la vie commune n’était pas toujours évidente.

Depuis le début de notre relation, nous avions envie de fonder une famille, mais il semblait que ce n’était jamais le bon moment. Après cette rupture passagère, sur un coup de tête nous nous sommes mariés et l’envie d’avoir des enfants est devenue plus forte. Malgré tout, je ne sais pas ce qui se passe, je n’arrive pas à me décider. Marc, quant à lui, est beaucoup plus positif sur le sujet. J’ai l’impression d’être une véritable girouette, certains jours je suis prête à me lancer dans l’aventure, alors que d’autres je trouve mille raisons pour ne pas le faire. Chaque mois, lorsque je dois recommencer une plaquette de pilules, j’hésite…

S'il n'y avait cette inexorable horloge biologique, je serais peut-être moins inquiète d'être aussi indécise. D'autre part, ces hésitations intempestives me portent sur le système et je trouve que mon mari a une patience d'ange de supporter mes hauts et mes bas. J'ai du mal à comprendre mes atermoiements !

✚ Quelques questions complémentaires

Brefs extraits d'entretiens avec Annabelle après son témoignage :

- Sentez-vous une pression externe qui vous pousserait à prendre une décision plutôt qu'une autre ?
- Pendant des années, ma mère m'a mis la pression en me lançant sans cesse des piques du genre : « Tu sais, le temps passe, je ne rajeunis pas, j'aimerais bien quand même connaître mes petits-enfants ! » Jusqu'au jour où je me suis fâchée et depuis, je sens bien que c'est un sujet qui lui tient à cœur, mais elle n'ose plus l'aborder de front. Quant à mon père, comme d'habitude, il ne dit pas grand-chose.
- Comment allez-vous vous sentir demain lorsque vous aurez pris une décision ?
- Je crois que ce qui dominera, ce sera un grand soulagement. Mais il est vrai aussi que si je choisis de ne pas avoir d'enfants, la question demeurera ouverte. Alors que dans le cas inverse, une fois la décision prise et une fois que je serais enceinte, la question ne se posera plus.
- Si votre meilleure amie se trouvait dans cette situation, que lui conseilleriez-vous ?
- Assez bizarrement, je crois que sans hésitation, je lui dirais d'aller de l'avant et de faire tout pour avoir un enfant !

Commentaires du thérapeute

Si la question d'avoir ou non un enfant est loin d'être nouvelle, elle revêt depuis l'utilisation généralisée des méthodes contraceptives modernes un caractère beaucoup plus complexe. Avant les années 1960, les couples étaient fréquemment confrontés aux problèmes des naissances non désirées ou de stérilité. En fonction des milieux sociaux, le problème du choix d'avoir, de ne pas avoir, des enfants, était limité.

Aujourd'hui, avoir un enfant est une décision difficile qui bien souvent est mise en balance avec d'autres décisions telles que : construire une carrière, consolider le couple, céder aux pressions familiales et sociales…

Cette décision ne peut tout simplement pas être mise dans une équation ou devant des listes d'avantages et de désavantages. De plus, elle s'accompagne d'un certain nombre d'angoisses qui, certes, ont toujours existé, mais qui font partie maintenant des options offertes au couple et dont la « responsabilité » repose bien souvent sur la femme, car c'est elle en dernier ressort qui décide d'arrêter ou de continuer sa méthode contraceptive. Cette responsabilité a pour effet une augmentation des angoisses à supporter.

Dans un cas comme celui d'Annabelle, le recours à l'hypnose n'est en rien lié avec une position par rapport à une autre : la décision d'avoir ou pas d'enfants ! Ce que l'hypnose va faire, c'est l'aider à dégager parmi les envies, parfois totalement opposées qui peuvent coexister, l'envie profonde qui va déterminer sa décision. Car, entre les peurs qu'elle peut ressentir et les pressions conscientes ou inconscientes qu'elle peut subir, il lui est très difficile de savoir où elle en est.

PRENEZ SOIN DE VOUS

Durant cette période, il est important que vous preniez soin de vous. Voici de petits exercices qui devraient vous y aider. Après avoir lu chacune des suggestions suivantes, fermez les yeux et laissez votre esprit faire le reste.

- ☞ Vous avez trouvé la réponse à votre question, laissez-vous ressentir le soulagement qui envahit votre corps.
- ☞ Imaginez ce que pourrait être votre vie dans dix ans avec ou sans enfants.
- ☞ Imaginez que vous n'avez à répondre à aucune question et laissez-vous aller.

Un exemple de transe – À la croisée des chemins

Afin de faciliter votre transe, vous pouvez lire le texte ci-dessous et laisser votre inconscient faire le reste, vous pouvez aussi l'enregistrer et le réécouter ou bien encore télécharger une version audio sur Internet en utilisant l'application proposée en page 2.

Fermez les yeux et utilisez l'une des techniques mentionnées plus haut pour entrer en transe. Respirez tranquillement, à votre rythme et savourez en prenant votre temps.

Vous allez maintenant imaginer que vous vous promenez dans la campagne. Partout, il y a des arbres, des champs de blé, des coquelicots, de l'herbe verte. Vous pouvez sentir le parfum de l'herbe coupée.

Vous avancez tranquillement sur un petit chemin ombragé. Il fait bon, très bon, exactement la température que vous aimez. Le ciel est bleu pâle avec de petits nuages blancs.

À un moment, vous arrivez à un croisement de trois chemins. Ils sont identiques et vous ne savez pas où ils mènent. Cela importe peu. Prenez l'un d'entre eux. Peut-être est-ce le chemin de gauche, peut-être celui de droite ou allez-vous continuer tout droit ? L'important est que vous en preniez un.

Ce chemin passe près d'un petit étang bordé de roseaux dans lequel vous apercevez des poissons. Vous poursuivez votre route.

Après un petit laps de temps, vous arrivez devant une autre bifurcation. Cette fois, ce sont quatre chemins qui se présentent à vous. Qu'importe ! Vous marquez quelques instants d'hésitation et vous empruntez celui qui vous plaît sans savoir ni pourquoi ni comment ni où il mène. Vous reprenez votre promenade.

Vous vous sentez de plus en plus légère. Légère comme ces oiseaux qui volent dans le ciel.

Des bruits retentissent dans le lointain. Il s'agit des clarines des vaches, du chant des oiseaux, mais aussi de la cloche de l'église du village.

Vous arrivez à un nouvel embranchement. Cette fois, il y a une multitude de chemins. Vous vous sentez légère, légère. Vos pieds semblent animés d'une volonté propre, une volonté qui transcende votre conscient, une volonté intérieure qui décide ce qu'il faut faire. Qui décide de là où vous devez aller.

Et c'est le cœur léger que vous empruntez un nouveau chemin. C'est agréable de se laisser aller ainsi. De laisser votre moi intérieur décider du chemin à prendre. Car même si intellectuellement vous pourriez vous dire qu'il faut atteindre ce lac ou cette montagne, votre moi intérieur est composé de milliards de cellules qui ont toutes leur mot à dire.

Laissez-vous aller, laissez-vous, allez, laissez-vous aller.

Laissez votre sens de l'orientation profond, celui qui est en vous, décider de ce qui est bien, ce qui est bon, de votre but, de votre destin.

Tout est léger ! Vous vous sentez en parfaite sécurité. Vous sentez bien, vous vous sentez très bien.

Et lorsque vous allez revenir dans la pièce où vous vous trouvez, peut-être aurez-vous fait un pas en direction du but que vous poursuivez.

Un autre scénario et un choix de mots

Après avoir lu cette ébauche de scénario alternatif, fermez les yeux et utilisez l'une des techniques mentionnées plus haut pour entrer en transe et laissez-vous aller, votre inconscient fera le reste.

Pour votre propre transe, vous pouvez, si vous le voulez, imaginer une bille qui se déplace très lentement dans un labyrinthe en pente jusqu'à arriver au trou qu'inconsciemment vous saviez devoir atteindre.

Voici une liste de mots et d'expressions à parcourir, et non pas à mémoriser. Lorsque vous serez en transe, certains vous reviendront à l'esprit, n'hésitez pas à les laisser se glisser dans votre voyage hypnotique :

Sécurité, se laisser aller,
choisir, tranquillité, paisible, amour,
désirs, chemins, destinée.

2

AVOIR UN ENFANT : UN DÉSIR PAS TOUJOURS FACILE À RÉALISER

“ Le témoignage de Lucie

Lucie, 36 ans (extraits de la première séance)

Voilà plusieurs années que mon mari et moi cherchons à avoir un enfant, mais jusqu'à présent, cette envie n'a pas été couronnée de succès. Nous avons consulté plusieurs spécialistes. Ils sont unanimes : physiquement, nous avons tout pour avoir des enfants. Que ce soit chez mon mari ou chez moi, tout semble fonctionner à la perfection. Malgré tout, le résultat est là, nous n'avons toujours pas d'enfant.

Nous avons essayé plusieurs méthodes, mais aucune d'entre elles n'a donné de résultats. Le problème, c'est que l'horloge biologique tourne et, plus les années passent, plus mes chances d'être enceinte diminuent. Cette envie est depuis longtemps déjà une obsession et je sens bien qu'inconsciemment, mon mari me reproche de ne pas être capable de tomber enceinte.

D'ailleurs moi-même, par moments, je me trouve nulle de ne pas y parvenir alors que la plupart de mes amies ont déjà un, voire plusieurs enfants. Pendant toute une période, nous faisions l'amour très souvent pour mettre toutes les chances de notre côté. Maintenant, je sens qu'une lassitude s'est installée des deux côtés. Cette façon fonctionnelle de faire l'amour a quelque peu gâché la spontanéité de l'acte lui-même. Nous ne faisons plus l'amour que les jours où cela a des chances de porter des fruits. Et de plus en plus, nous oublions ces fameux jours. Une forme de fatigue s'est emparée de notre couple, ce qui me fait craindre le pire pour sa pérennité.

+ Quelques questions complémentaires

Brefs extraits des entretiens avec Lucie après son témoignage :

- Qu'est-ce qui vous pousse à avoir des enfants ?
- Ce qui me pousse à vouloir des enfants ? Je ne sais pas exactement. Il me semble qu'un couple n'est pas complètement épanoui s'il n'a pas d'enfant. Il est vrai que c'est un raisonnement un peu simpliste et que la réalité tendrait à prouver le contraire. Nombre de mes amies ont fini par divorcer parce que, pour certaines d'entre elles, étaient devenues plus mères qu'épouses.
- Quelles sont vos peurs ?
- Ce qui me fait peur ? Pour vous dire la vérité, en dehors de cette envie très profonde, il y a énormément de choses qui me font peur dans la perspective d'avoir un enfant : le fait d'être enceinte, de voir mon corps se déformer, l'accouchement et toutes les horreurs que j'ai pu entendre, et puis après il y a toute la responsabilité qui pèsera sur mes épaules.

Commentaires du thérapeute

J'aimerais tout d'abord souligner pour les couples qui ont quelques difficultés à avoir un enfant, qu'en France, un couple sur six consulte pour des problèmes de stérilité et que, pour un quart d'entre eux, la chose demeure inexpliquée. Les organes reproducteurs aussi bien féminins que masculins fonctionnent théoriquement à la perfection, mais, dans la pratique, ces couples ne parviennent pas à procréer.

Dans ces cas-là, les médecins ont tendance à diagnostiquer une stérilité d'ordre psychogène, ce qui en d'autres termes signifie que l'obstacle qui empêche la femme d'avoir un enfant n'est pas un problème d'ordre organique, mais plutôt d'ordre psychologique.

Le problème de cette approche qui s'efforce tant bien que mal d'expliquer l'inexplicable, c'est qu'elle ajoute, comme c'est le cas pour Lucie, un poids psychologique supplémentaire sur la femme qui se sent encore un peu plus « coupable » de ne pas pouvoir être mère.

Il y a certes des facteurs qui peuvent expliquer cette part psychologique de l'infertilité, en particulier le fait, comme mentionné dans la section précédente, que c'est la femme qui va prendre la décision d'avoir un enfant en arrêtant toute contraception. Cette décision, aux conséquences lourdes et nombreuses, génère des peurs et des angoisses conscientes ou inconscientes dont seule la femme peut se sentir responsable.

Dans les cas d'infertilité, l'hypnose a un impact très positif, et ceci sans que l'on ne sache vraiment comment fonctionne le processus. Cette technique a un avantage supplémentaire, elle est non invasive et ne présente aucun effet secondaire.

PRENEZ SOIN DE VOUS

Il est important que vous preniez soin de vous. Voici de petits exercices qui devraient vous y aider. Après avoir lu chacune des suggestions suivantes, fermez les yeux et laissez votre esprit faire le reste.

- ☞ Essayez de laisser de côté ce problème qui vous obsède et voyez où vous mène votre inconscient.
- ☞ Imaginez que vous êtes enceinte, laissez-vous sentir ce qui se passe dans votre corps et dans votre esprit.
- ☞ Imaginez ce que sera votre vie une fois que bébé sera là.

Un exemple de transe – Le jardin au printemps

Afin de faciliter votre transe, vous pouvez lire le texte ci-dessous et laisser votre inconscient faire le reste, vous pouvez aussi l'enregistrer et le réécouter ou bien encore télécharger une version audio sur Internet en utilisant l'application proposée en page 2.

Fermez les yeux et utilisez l'une des techniques mentionnées plus haut pour entrer en transe. Respirez tranquillement, à votre rythme et savourez en prenant votre temps.

Vous allez imaginer un jardin avec à la fois des fleurs, des légumes et des arbres fruitiers. Nous sommes au début du printemps, au moment où les premières fleurs apparaissent. Tout est tranquille !

Les premiers rayons du soleil semblent apporter l'énergie nécessaire pour que se développent les premières pousses après l'hiver. Tout est tranquille ! Comme vous n'avez aucune prise sur ce qui se passe, je vous propose d'être juste une observatrice de la renaissance de la nature.

Regardez ce cerisier en fleurs, ces lilas blancs qui embaument l'air d'un parfum à nul autre pareil, ce muguet à la senteur merveilleuse. Puis, j'aimerais que vous concentriez votre regard sur ce rosier qui ne comporte encore que des boutons totalement fermés.

Regardez comment renaît la nature grâce au soleil, source de toute énergie. C'est lui qui donne à la rose l'énergie nécessaire à sa recréation. Vous pouvez sentir que déjà le bouton s'épanouit et devient fleur et ses pétales qui se déploient. La nourriture vient du sol, de la pluie, du soleil et la rose est de plus en plus merveilleuse, de plus en plus magnifique.

Vous pouvez sentir une quiétude en vous. Après l'hiver vient le printemps, après le printemps vient l'été avec toutes ces kyrielles de parfums. Tout est tranquille ! Tout est tranquille et vous pouvez vous laisser aller. Vous pouvez laisser pousser la nature. Vous êtes en parfaite sécurité !

Vous êtes libre de vous épanouir, comme cette rose et c'est bien ainsi. C'est agréable, c'est beau la vie. Rien ne vient interrompre le fil des saisons et rien ni personne ne peut l'en empêcher. Détendez-vous dans ce jardin magnifique.

Soyez le témoin vivant de la renaissance de cette nature qui sait ce qui doit être fait et sur laquelle nous n'avons que très peu de contrôle. Laissez-la aller et vous découvrirez le foisonnement des bourgeons, des fleurs et des fruits.

Laissez-vous aller et vous verrez que tout ce qui doit être fait sera fait. Tout ce qui doit être sera. L'énergie du soleil, de l'univers, de l'infini saura générer la vie.

Lâchez prise et ayez confiance dans les forces vitales de la nature, celle de la terre, de l'eau, du soleil et de l'univers. Lâcher prise et ayez confiance, l'enfant à naître naîtra sans que vous ayez à intervenir. Lâchez prise et tout sera.

Je vous propose maintenant de revenir tout doucement dans la pièce dans laquelle vous vous trouvez en conservant profondément en vous les graines qui ont été semées dans ce jardin merveilleux et qui donneront naissance à toutes ces fleurs.

Un autre scénario et un choix de mots

Après avoir lu cette ébauche de scénario alternatif, fermez les yeux et utilisez l'une des techniques mentionnées plus haut pour entrer en transe et laissez-vous aller, votre inconscient fera le reste.

Afin de faire votre propre transe, vous pouvez, si vous le voulez, imaginer un chêne qui se développe, depuis le gland minuscule jusqu'à devenir un arbre magnifique. Rien ne peut arrêter sa croissance, car elle puise sa force dans la terre, comme dans le ciel et dans l'eau.

Voici une liste de mots et expressions à parcourir, et non pas à mémoriser. Lorsque vous serez en transe, certains d'entre eux vous reviendront à l'esprit, n'hésitez pas à les laisser se glisser dans votre voyage hypnotique :

Apaiser, relâcher, calmer, relaxer,
se laisser aller, cool, tranquille, détente.

3

MIEUX VIVRE VOTRE GROSSESSE

“ Le témoignage de Blandine

Blandine, 30 ans (extraits de la première séance)

J'ai beau me répéter que des milliards de femmes de par le monde ont accouché ou vont accoucher en même temps que moi, mais cela ne diminue pas mon appréhension. Lorsque les gens me disent qu'avec une péridurale on ne sent rien, que ce n'est qu'un moment à passer avant un grand bonheur, cela non plus ne me rassure pas du tout. Déjà, de savoir qu'il y a un petit être qui est en train de pousser dans mon ventre est quelque chose qui n'est pas facile à accepter, mais de là à imaginer qu'il va devoir sortir par un endroit qui, jusqu'à présent, m'a toujours paru étroit, cela me fait vraiment paniquer.

Franchement, j'ai peur, je sais que ce n'est pas bien, mais je ne peux pas m'en empêcher. En plus, quand mon mari me dit : ne t'en fais pas, je serai là, j'ai envie de répondre que peut-être qu'il sera à côté de mon lit, mais ce n'est pas lui qui va faire tout le travail et qui va ressentir des souffrances qui sont, paraît-il, terribles.

En plus, je culpabilise de ne pouvoir me réjouir de ce moment que tout le monde décrit comme unique dans la vie d'une femme. Avant même que le bébé soit là, j'ai l'impression d'être une mauvaise mère.

+ Quelques questions complémentaires

Brefs extraits de l'entretien que j'ai pu avoir avec Blandine à la suite de son témoignage :

- Lorsque vous pensez au fait d'être enceinte, y a-t-il quelque chose de positif qui vous vient à l'esprit ?
- L'idée d'avoir un enfant est quelque chose dont j'ai toujours plus ou moins rêvé. Maintenant que cela se concrétise, il y a bien sûr les peurs, les angoisses, mais aussi des aspects qui me réjouissent.
- Pouvez-vous développer sur ces aspects réjouissants ?
- J'ai un peu honte de le dire, la première chose qui me vient à l'esprit c'est le fait d'être socialement mieux acceptée. Nombre de mes amies et de femmes de ma famille ont eu des enfants et je me sentais jusqu'à maintenant un peu en dehors. Mais il n'y a pas que cela. Je crois que je risque de beaucoup aimer ce petit être qui sera rien qu'à moi.
- Croyez-vous vraiment qu'il sera « à vous » ?
- Non, bien sûr ! C'est une manière de parler, il sera avant tout à lui-même et je suppose que son papa aura lui aussi un rôle très important dans sa vie. Ce que je veux dire, c'est que quoi qu'il se passe, il y aura ce lien indéfectible entre lui et sa maman et sa maman et lui. Et pour moi, c'est très important. Je me souviens des propos de ma meilleure amie : « Tu verras, en devenant mère tu vas découvrir l'amour inconditionnel, tu peux divorcer d'un mec, mais tu ne peux pas divorcer d'un enfant ! »

Commentaires du thérapeute

Durant la grossesse, les doutes et les craintes de la future maman sont nombreux. Une partie de ces craintes sont héritées des femmes de la famille, qui depuis la plus tendre enfance de la future maman ont pu raconter en détail des « horreurs » de leur propre accouchement. Les forums de discussion concernant la grossesse sur Internet ne font rien pour la rassurer.

L'inquiétude telle que la ressent Blandine de devoir accoucher par voie basse, de même que la médicalisation des accouchements (la péridurale par exemple) peuvent engendrer de nombreuses craintes. Mais en arrière-plan, il y a une peur beaucoup plus profonde qui est celle de devenir mère avec toutes les questions que cette nouvelle responsabilité peut générer : « Mon bébé va-t-il être normal ? Vais-je être capable de l'aimer comme il faut ? De m'occuper de lui comme il faut ?... »

Ces peurs peuvent devenir très présentes, surtout lorsqu'elles viennent se greffer sur une souche déjà particulièrement anxieuse. De surcroît, l'attitude parfois pour le moins ambiguë de la famille et des amis ne fait rien pour rassurer la future maman. En effet, en se voulant sécurisantes et apaisantes, ces personnes ne font qu'attiser les inquiétudes déjà présentes. La phrase : « Ne t'en fais pas, tout va bien se passer ! » est particulièrement ambiguë, car l'inconscient fait abstraction de la négation retenant surtout qu'il y a de quoi s'en faire, même si tout doit bien se passer.

Le travail en hypnose durant cette période est avant tout de calmer les peurs et de projeter la future maman, après la naissance de son enfant.

PRENEZ SOIN DE VOUS

Durant la grossesse, il est important que vous preniez soin de vous tout autant pour vous-même que pour votre bébé. Voici de petits exercices qui devraient vous y aider. Après avoir lu chacune des suggestions suivantes, fermez les yeux et laissez votre esprit faire le reste.

- ☞ Pensez un endroit où vous vous sentez en parfaite sécurité et visitez-le aussi souvent possible.
- ☞ Imaginez que votre grossesse est déjà terminée et que vous êtes avec votre bébé dans un endroit où vous vous sentez parfaitement bien.
- ☞ Imaginez votre petite famille en vacances au bord de la mer.

Un exemple de transe – Souvenirs d'enfance

Afin de faciliter votre transe, vous pouvez lire le texte ci-dessous et laisser votre inconscient faire le reste. Vous pouvez aussi l'enregistrer et le réécouter ou bien encore télécharger une version audio sur Internet en utilisant l'application proposée en page 2.

Fermez les yeux et utilisez l'une des techniques mentionnées plus haut pour entrer en transe. Respirez tranquillement, à votre rythme et savourez en prenant votre temps.

Vous avez, j'en suis certain, des souvenirs agréables de votre enfance. Peut-être sont-ce des souvenirs de vacances au bord de la mer, à la montagne, ou à la campagne. Peut-être juste une balade que vous avez faite avec votre maman ou votre papa. Ou bien encore un animal de compagnie que vous avez pu avoir et qui vous a été particulièrement cher. Comme je ne sais pas à quels souvenirs agréables vous êtes en train de penser, je vous propose d'imaginer cet enfant qui joue dans le sable au bord de la mer à côté de sa maman.

Au loin, les vagues viennent tout doucement se reposer sur la plage. Le ciel est d'un bleu limpide avec un petit nuage qui flotte dans les airs. Le soleil brille. La température est idéale. Peut-être sentez-vous une douce brise de la mer qui vous enveloppe agréablement. En passant la langue sur vos lèvres, vous pouvez sentir le goût salé des embruns. Le bruit des vagues qui vont et viennent vous berce tendrement et le sable qui coule entre vos doigts a des allures d'infini comme les milliards d'étoiles qui peuplent l'univers. L'odeur iodée de la mer embaume l'atmosphère. Peut-être y a-t-il une mouette qui vole dans le ciel ou peut-être pas, cela n'a aucune importance.

Vous sentez le lien profond et doux entre la maman et l'enfant qui leur permet de rester assis sagement à faire des châteaux de sable ou de simples pâtés avec un seau. Ce lien semble remonter à la nuit des temps. Il est fait non seulement d'émotions, de tendresse, d'amour, mais c'est aussi un lien plus abstrait, plus évanescent, formé du lien quantique qui fait que les atomes qui composent le corps de cette femme et ceux de son enfant restent à jamais liés l'un à l'autre.

Ce lien passe par le non-dit alors qu'il est fait de pensées profondes qui circulent sans même que ces deux personnes s'en aperçoivent. Les émotions, la joie, le plaisir, l'amour passent de l'un à l'autre sans que les mots aient besoin d'intervenir. Et c'est impressionnant.

Tout n'est que calme et tranquillité.

Vous pouvez ressentir ce calme et cette tranquillité qui peu à peu s'installent dans votre corps. Votre esprit ralentit, vos yeux se ferment. Les bruits de la ville vous parviennent assourdis et sont peu à peu remplacés par le bruit des vagues.

Vous vous sentez bien, délassée, relâchée. Ce sentiment de sécurité, de paix intérieure pénètre tout votre corps, toutes vos fibres nerveuses et musculaires, tous vos neurones, toutes vos cellules. Vous vous sentez bien, très bien.

Lorsque vous allez regagner la pièce dans laquelle vous êtes, vous allez garder en vous ce sentiment de sécurité, d'indépendance, de confiance et de tranquillité.

Un autre scénario et un choix de mots

Après avoir lu cette ébauche de scénario alternatif, fermez les yeux et utilisez l'une des techniques mentionnées plus haut pour entrer en transe et laissez-vous aller, votre inconscient fera le reste.

Afin de faire votre propre transe, vous pouvez, si vous le voulez, imaginer que vous tenez votre enfant dans les bras. Je ne sais pas exactement quel âge il peut avoir, mais vous, vous le savez. Vous pouvez sentir le lien entre vous deux. C'est à la fois un lien physique qui se manifeste avec cette douce chaleur qui passe de son corps au vôtre, et réciproquement. C'est aussi un lien psychologique qui vous permet de vous sentir en parfaite harmonie avec lui. Laissez vous aller à ressentir ces émotions qui traversent votre corps. C'est un instant précieux.

Voici une liste de mots et expressions à parcourir, et non pas à mémoriser. Lorsque vous serez en transe, certains vous reviendront à l'esprit. N'hésitez pas à les laisser se glisser dans votre voyage hypnotique :

Sécurité, douceur, tendresse, agréable, liens, doux, beau, gentil, paisible, délicatesse, sérénité, caresses, bonheur, quiétude, tranquillité, paix, confiance, affection, amour.

4

LES ANGOISSES DU FUTUR PAPA

❝ Le témoignage de Marc

Marc, 31 ans (extraits de la deuxième séance)

Lorsque ma chérie m'a annoncé qu'elle était enceinte, j'ai ressenti comme une explosion de joie. Je crois que je n'avais jamais éprouvé une telle émotion. En plus, j'ai ressenti l'élan d'amour pour ma femme tout doux, tout chaud et plein de tendresse. Lorsque je suis parti au travail, j'avais envie de dire à toutes les personnes que je croisais dans la rue que j'allais être papa.

Quelques jours plus tard, les choses se sont quelque peu compliquées. J'ai commencé à être inquiet à l'idée qu'il pouvait arriver quelque chose à la maman et à l'enfant. Résultat des courses : je passais mon temps à dire à ma femme de faire attention, pour un oui ou pour un non. J'étais tellement aux petits soins avec elle que cela lui devenait insupportable. Après quelques réflexions de sa part, j'ai réussi à mettre en sourdine mes inquiétudes, mais malheureusement, elles étaient toujours là et transparaissaient dans mon attitude au quotidien.

D'autres inquiétudes se sont très vite bousculées dans ma tête donnant naissance à des scénarios aussi catastrophiques. Ainsi, alors que je venais à peine de découvrir que ma chérie était enceinte, j'appréhendais déjà le moment où il faudrait partir en voiture jusqu'à la maternité.

J'avais peur d'avoir un accident en route ou qu'elle accouche dans la voiture. Je me demandais comment j'arriverai à « survivre » à l'accouchement. En effet, malgré une peur bleue de ce qui risquait de se passer, il n'était pas question que je me dégonfle.

Une de mes plus grandes angoisses était la santé de notre bébé. Je me sentais comme responsable de ce qui pouvait arriver.

Lorsque nous avons découvert qu'il s'agissait d'une petite fille, mon niveau d'anxiété a grimpé encore un peu plus, car je ne sais vraiment pas comment m'y prendre avec une fille. Je l'imaginais entourée de personnes hostiles contre lesquelles j'allais devoir la défendre.

Fin octobre, j'ai commencé à avoir des fortes crises d'anxiété, avec des tremblements, des bouffées de chaleur et le cœur qui se met à battre très vite. Je traversais des périodes de tristesse qui pouvaient durer plusieurs jours.

Pensant que j'étais malade, je suis allé voir mon médecin de famille. Il m'a fait faire des analyses : tout était parfait. Son diagnostic : mes crises étaient dues à l'arrivée prochaine du bébé.

+ Quelques questions complémentaires

Brefs extraits de l'entretien avec Marc à la suite de son témoignage :

- Parmi toutes ces inquiétudes, laquelle est la plus forte ?
- Je crois que c'est celle d'avoir une fille. J'ai toujours vécu dans un univers essentiellement masculin : j'ai deux frères. Et pour mon père, au risque de paraître machiste, les filles étaient des petits êtres qu'il fallait protéger. C'est une responsabilité que je

trouve énorme face à une gent masculine dont le comportement vis-à-vis de ma fille m'inquiète.

- Si vous aviez eu un garçon, auriez-vous été moins inquiet ?
- Dans une certaine mesure, oui, mais pour d'autres aspects. C'est en particulier le cas pour cette charge de responsabilités qui tout à coup me tombe dessus. Il faut non seulement que je veille à la sécurité physique de ma petite famille, mais aussi, et surtout, à sa sécurité financière. Il me semble que jusque-là faire vivre notre couple était relativement simple. Même si ma femme ne travaille qu'à mi-temps, on s'en sortait très bien. À partir du moment où le bébé va naître, il va falloir prévoir et cesser notre vie de bohème.
- Avez-vous pris du poids depuis votre femme est enceinte ?
- Effectivement, j'ai oublié de vous le préciser : depuis que j'ai appris la bonne nouvelle, j'ai pris 6 kg et certains jours, j'ai l'impression que je me livre à un concours avec ma femme celui du ventre qui s'arrondira le plus.
- Est-ce la première fois que vous avez de telles crises d'anxiété ?
- Oui, jusqu'à ce jour, cela n'est jamais arrivé. Il faut dire que j'ai l'impression d'aborder une étape importante de ma vie, peut-être la plus importante de toutes.

Commentaires du thérapeute

Après l'euphorie de l'annonce qu'un bébé est en route, de nombreux bouleversements aussi bien physiques que psychologiques vont introduire une forte dose de stress et parfois d'angoisse tant pour la future maman que pour le futur papa. Bien souvent, celui-ci a plus un rôle de faire-valoir et reste relativement seul avec ses inquiétudes. Et pourtant, comme c'est le cas pour Marc, elles sont loin d'être anodines.

La première de ces inquiétudes est bien souvent liée à la santé de leur femme et de leur enfant. Le futur papa se met à penser aux choses effroyables qui pourraient arriver. Ces inquiétudes peuvent générer des attitudes qui bien souvent seront excessives et pourront déplaire à sa compagne qui se sentira peut-être surprotégée.

À moyen terme, le futur papa sera peut-être aussi inquiet à l'idée de tenir son rôle lors de l'accouchement qu'il considère comme une épreuve pour sa femme certes, mais pour lui aussi.

Le changement de statut de mari/compagnon à celui de père de famille est une lourde charge que certains futurs pères pourront considérer comme anxiogène. En particulier, subvenir aux besoins de la famille, dans un environnement tel que celui dans lequel nous vivons actuellement, constitue un poids supplémentaire sur ses épaules. Cette responsabilité accrue peut aussi se manifester dans la vie de tous les jours par une plus grande précaution face au danger potentiel. Tout à coup devenu adulte, le futur papa ne peut plus permettre de se conduire comme s'il se pensait immortel. Il a maintenant charge d'âme et ne peut plus se permettre de jouer avec la vie.

Une autre angoisse peut aussi concerner la place de l'homme dans cette nouvelle répartition des rôles au sein de la famille. Le futur papa peut se montrer, souvent à juste titre, inquiet de savoir quelle place il va pouvoir occuper dans ce nouveau triangle entre la mère, l'enfant et le père. De nombreuses histoires circulent à la fois sur le Web mais aussi dans notre entourage, qui laissent entendre que le lien entre la mère et l'enfant ne laisse aucune place au père et que le lien amoureux entre le père et la mère risque de pâtir de l'arrivée du nouveau-né.

Le futur papa peut aussi ressentir un certain nombre de symptômes liés à ce que l'on nomme la « couvade ». Ce terme fait référence à des rites anciens que l'on retrouve un peu partout dans le monde où le père se met au lit à partir du moment où sa femme est enceinte.

Cette couvade s'accompagne de troubles psychosomatiques dont le plus courant est la prise de poids qui bien souvent ne disparaîtra pas avec l'arrivée du bébé. Le futur papa peut aussi ressentir des nausées, des maux de tête et des douleurs dorsales. Il peut même être sujet au baby blues.

La séance d'autohypnose aura pour but de le rassurer et de calmer ses angoisses.

PRENEZ SOIN DE VOUS

Durant cette période, il est important que vous preniez soin de vous tout autant pour vous-même que pour votre petite famille. Voici de petits exercices qui devraient vous y aider. Après avoir lu chacune des suggestions suivantes, fermez les yeux et laissez votre esprit faire le reste.

- ☞ Repérez dans votre corps une zone qui vous semble calme et focalisez votre attention dessus.
- ☞ Retrouvez une image, parmi vos souvenirs ou dans votre imaginaire, d'un lieu où vous vous sentiez en sécurité.
- ☞ Pour le plaisir, imaginez que vous êtes tout-puissant et que vous pouvez vous protéger ainsi que votre famille de tous les dangers.

◎ Un exemple de transe – Voyage dans le temps

Afin de faciliter votre transe, vous pouvez lire le texte ci-dessous et laisser votre inconscient faire le reste, vous pouvez aussi l'enregistrer et le réécouter ou bien encore télécharger une version audio sur Internet en utilisant l'application proposée en page 2.

Fermez les yeux et utilisez l'une des techniques mentionnées plus haut pour entrer en transe. Respirez tranquillement, à votre rythme et savourez en prenant votre temps.

Vous allez vous transporter dans le temps et imaginez que vous êtes en vacances avec votre fille et votre femme. Vous êtes dans un endroit parfaitement sécure, protégé par des barrières infranchissables.

Les gens qui se trouvent dans ce lieu sont tous des amis sur lesquels vous savez pouvoir compter. Tout est calme et tranquille. Vous vous sentez en parfaite sécurité. Vous allez maintenant imaginer que vous êtes en train de lire un livre à votre fille qui vous écoute pleine d'attention. Je ne sais pas de quel livre il s'agit, mais peut-être le savez-vous. Cela n'a en fait aucune importance. La seule chose qui compte, c'est le lien qui vous unit à votre fille. Un lien très fort et tout doux.

D'ailleurs, par moments, votre femme vous regarde tous les deux avec tendresse et vous sentez que le lien qui vous unit tous les trois est particulièrement fort. Il constitue un édifice inébranlable. Vous vous sentez à l'abri de tout, tant intérieurement qu'extérieurement.

Vous pouvez enfin sentir que votre corps se relâche, que votre esprit s'apaise, que vous êtes détendu. Et votre détente a pour effet de se propager à ceux qui vous entourent, à ceux que vous aimez.

Le ciel est d'un bleu clair, l'air est léger et vous-même, vous vous sentez léger, insouciant, détendu.

Quelques instants plus tard, vous jouez à un nouveau jeu avec votre fille. Elle est la princesse et vous êtes son pouvoir. Vous habitez dans un château imaginaire dont la solidité vous assure la sécurité. Dans le ciel, des milliards d'étoiles semblent bouger sans cesse. Certaines clignotent, d'autres scintillent ou bien encore émettent une lumière fixe. Certaines sont bleues, d'autres jaunes ou blanches. Ce spectacle de l'univers infini dégage une paix qui se propage à votre être tout entier. C'est un peu comme si les milliards de cellules qui composent votre corps étaient en parfaite harmonie avec la tranquillité de l'univers.

Vous vous sentez bien, très bien.

Lorsque vous allez regagner la pièce dans laquelle vous êtes assis, vous allez conserver cette tranquillité, cette paix intérieure, cette confiance dans le présent et l'avenir, ainsi que ce sentiment de sécurité qui peu à peu envahit tout votre corps et tout votre esprit avec douceur et tendresse.

Un autre scénario et un choix de mots

Après avoir lu cette ébauche de scénario alternatif, fermez les yeux et utilisez l'une des techniques mentionnées plus haut pour entrer en transe et laissez-vous aller, votre inconscient fera le reste.

Afin de faire votre propre transe, vous pouvez, si vous le voulez, imaginer que vous êtes au bord de la mer, allongé sur le sable. Vous avez les yeux fermés. Vous entendez le bruit des vagues. Peu à peu, le bruit s'estompe, vous sentez simplement l'air qui caresse votre corps, le parfum iodé de la mer. Au bout de quelques instants, les cellules de votre corps se calment. Vous sentez détendu, tranquille.

Voici une liste de mots et expressions à parcourir, non pas à mémoriser. Lorsque vous serez en transe, certains d'entre eux vous reviendront à l'esprit, n'hésitez pas à les laisser se glisser dans votre voyage hypnotique :

Calme, tranquillité, paisible,
douceur, apaisement, confiance, sécurité.

THÈME 2

LE PREMIER TRIMESTRE

Le premier trimestre de la grossesse qui s'échelonne depuis la première à la 12e semaine est placé sous le signe des grands changements. La future maman vient de découvrir qu'elle est enceinte et cela s'accompagne à la fois de grandes joies, mais aussi d'un certain nombre d'incertitudes et de désagréments.
C'est durant ce premier trimestre que les risques de fausse couche sont les plus présents. C'est d'ailleurs pour cela que la plupart des couples vont attendre la 12e semaine avant d'annoncer l'heureux événement.
La plupart du temps, l'augmentation des hormones va provoquer des nausées particulièrement désagréables. Le tout s'accompagne d'une fatigue parfois intense et de fluctuations de l'humeur.
Pendant ce temps, l'enfant grandit rapidement. Tous les organes importants se forment, la circulation sanguine est fonctionnelle et ses organes sexuels ont commencé à se former. Les bras, les jambes, les doigts, les orteils ainsi que les traits du visage sont en plein développement. À ce moment, l'enfant mesure environ 6 à 9 cm et pèse 50 g.

Lettre du nouveau petit locataire envoyée au futur papa pour lui annoncer la bonne nouvelle

Cher Monsieur P'a,
Je vous envoie cette missive, car je crois que vous pourriez m'aider d'ici quelques mois. Je viens d'emménager dans un petit appartement douillet et confortable, j'y suis nourri, logé, le tout gracieusement. Le problème, c'est que ma propriétaire, une femme absolument charmante par ailleurs, m'a déjà averti de mon expulsion d'ici à un peu moins de 9 mois, paraît-il qu'à ce moment-là, je serai trop encombrant pour elle ! Lorsqu'elle m'a fait part de cette clause de notre contrat j'ai trouvé cela un peu rude ! Mais sa décision semble être sans appel ! Cela m'inquiète surtout avec le marché de l'immobilier tel qu'il se présente dans notre ville ! Mais c'était à prendre ou à laisser c'est ce qu'elle m'a laissé entendre lorsque j'ai voulu essayer de négocier un bail à plus long terme.
Ne sachant où aller à la fin de mon bail, je trouverais super sympa, si vous étiez d'accord, de m'accorder l'hospitalité dans votre maison. Je sais que c'est beaucoup vous demander surtout que vous ne me connaissez même pas.
Mais malgré tout, si vous pouviez me préparer un petit coin, quelques vêtements, un lit chaud, de quoi manger et de quoi faire mes petits besoins, ainsi que d'énormes câlins, vous auriez droit à toute ma gratitude. Bon c'est vrai, je ne suis pas le locataire idéal, je ne paie pas de loyer, et quand j'aurais pris mes marques, je risque de céder à mes instincts et prendre beaucoup de place !
Ah oui une dernière chose, je ne peux pas vous promettre de ne pas faire de bruit, ni de gâcher vos nuits, ni de monopoliser un peu trop l'attention sur moi, mais je vous promets en échange tout l'amour du monde, et si vous êtes d'accord, je pourrais même vous appeler papa !
Je dois aussi vous dire que je suis très pressé de vous rencontrer, car ma proprio m'a tellement parlé de vous que je vous aime déjà très fort !
Un amour de bébé en route depuis quelques jours, déménagement prévu pour mars prochain.
Recevez Mr P'a tout plein de gros bisous.

5

LA DÉCOUVERTE DE LA GROSSESSE

“ Le témoignage de Virginie

Virginie, 27 ans (extraits de la seconde séance)

Il y a quelques mois, nous avons décidé d'avoir un enfant. Dès que nous avons pris cette décision, j'ai arrêté de prendre la pilule. Le premier mois, nous avons fait attention, puis nous avons laissé libre cours à nos envies... Mais à chaque fois que mes règles arrivaient, j'étais de plus en plus déçue de ne pas être enceinte. Mon mari essayait de me consoler en disant que ce n'était que partie remise et que tous ces « essais successifs » n'étaient après tout pas si désagréables que ça !

Lorsque le mois dernier, mes règles ne sont pas arrivées comme prévu, je n'ai pas trop osé y croire. J'avais l'impression que si je me précipitais sur un test de grossesse, cela allait me porter malheur. En réalité, je n'ai pas tenu 24 heures et le lendemain matin, j'ai utilisé les trois tests que j'avais achetés en pharmacie. Lorsque j'ai vu qu'ils étaient positifs, je me suis mis à trembler comme une feuille tant il y avait d'émotions qui se bousculaient en moi.

J'étais à la fois totalement heureuse, à la limite de l'euphorie avec par moments des vagues d'angoisse. Je me répétais sans arrêt : « Je suis enceinte, je suis enceinte... » Ces mots résonnaient bizarrement dans ma tête.

Toutes sortes de questions se bousculaient dans mon esprit : Mon enfant va-t-il être normal ? Comment va réagir mon mari ? Ma mère ? Mes sœurs ? Mon couple est-il suffisamment solide ? Serai-je une bonne mère ?

Même si mon conjoint était totalement partant pour se lancer dans l'aventure, j'étais assez inquiète à l'idée de lui annoncer la bonne nouvelle. Au lieu de lui téléphoner immédiatement, j'ai attendu le soir.

Inutile de vous dire qu'il était très content. En revanche, je ne parviens pas à chasser mes inquiétudes malgré le bonheur que m'apporte cette nouvelle.

✚ Quelques questions complémentaires

Brefs extraits de l'entretien que j'ai pu avoir avec Virginie après son témoignage :

- Quelle est l'émotion qui domine actuellement ?
- Je crois que ce qui domine c'est la frustration. Cette capacité que j'ai à ne pas pouvoir me réjouir de ce que j'espérais tant. Je devrais exploser de joie et je n'y parviens pas.
- D'après vous, comment « devriez »-vous être ?
- J'aimerais être comme toutes les femmes, contente de ce qui m'arrive et arrêter de me poser des questions.
- Croyez-vous vraiment que toutes les femmes réagissent ainsi ?
- Je ne sais pas, mais c'est l'impression que j'ai !

Commentaires du thérapeute

Même si l'envie d'être enceinte et d'avoir un enfant est très présente, les résultats positifs du test de grossesse peuvent provoquer chez certaines futures mamans un choc psychologique important. En effet, cette soudaine découverte donne une forme de réalité à un rêve. Tout à coup, c'est un monde nouveau qui s'ouvre, un monde plein d'inconnus qui peut générer des angoisses. Ce moment est un passage qui peut faire peur. Et comme tout réflexe de peur, il peut provoquer une forme de paralysie ou même un réflexe de fuite.

Cette nouvelle étape, qui n'est certes pas la dernière, engendre un grand nombre de questions auxquelles, face à la nouveauté de la situation, la future maman n'a pas de réponse.

La séance d'autohypnose a pour but de rassurer la future maman, de calmer ses angoisses.

PRENEZ SOIN DE VOUS

Durant cette période, il est important que vous preniez soin de vous, autant pour vous-même que pour votre bébé. Voici de petits exercices qui devraient vous y aider. Après avoir lu chacune des suggestions suivantes, fermez les yeux et laissez votre esprit faire le reste.

- Pensez à profiter de chaque instant de tranquillité et de liberté.
- Vous allez vous imaginer dans les bras de la personne avec laquelle vous vous sentez le plus en sécurité et vous allez vous laisser aller.
- Imaginez ce que vous allez faire avec votre enfant.

Un exemple de transe – Le calme après la tempête

Afin de faciliter votre transe, vous pouvez lire le texte ci-dessous et laisser votre inconscient faire le reste, vous pouvez aussi l'enregistrer et le réécouter ou bien encore télécharger une version audio sur Internet en utilisant l'application proposée en page 2.

Fermez les yeux et utilisez l'une des techniques mentionnées plus haut pour entrer en transe. Respirez tranquillement, à votre rythme, et savourez en prenant votre temps.

Imaginez que vous êtes dans un endroit parfaitement protégé : un chalet à la montagne, une chambre à coucher ou tout autre lieu où vous vous sentez en sécurité. À l'extérieur, le vent souffle tempétueux, la pluie tombe en rafales, les éléments semblent déchaînés. Heureusement que vous êtes à l'intérieur, en toute sécurité, dans ce lieu protégé, et même si vous êtes consciente qu'à l'extérieur c'est un vaste chaos, à l'intérieur, tout est calme et serein.

Vous sentez le calme de cet endroit vous envahir peu à peu et vous sentez que tout votre corps se détend. Tout votre corps et toutes les cellules de votre corps se détendent. Vous vous sentez de mieux en mieux. Vous vous sentez bien, très bien.

Peu à peu, à l'extérieur, les éléments se calment. La tempête s'éloigne et un rayon de soleil perce à travers les nuages et illumine le lieu où vous vous trouvez. Ce rayon de soleil, ce calme intérieur sont là pour vous montrer qu'après tout événement chaotique, la sérénité reprend le dessus.

Vous êtes en sécurité et vous pouvez vous sentir protégée.

Le soleil gagne de plus en plus la pièce, il illumine non seulement la campagne environnante, mais aussi votre refuge. Sa puissance quasi éternelle pénètre votre corps y déposant une quiétude, une paix intérieure. Une quiétude, une paix intérieure.

Tout est calme, tout est tranquille, tout est paisible.

Vous pouvez enfin vous laisser aller à profiter de la bonne nouvelle. Les cellules de votre corps et de votre esprit se sont apaisées. Un flux d'informations tranquilles passe dans vos neurones. Vous vous sentez en paix avec ce qui se passe. Vous vous sentez en paix avec vous-même.

Cette paix est pareille à un long fleuve tranquille qui traverse des prairies aux riches pâturages couverts de fleurs multicolores. Les eaux coulent lentement, paisiblement à travers la campagne. Et vous pouvez sentir que ce spectacle bucolique plonge votre corps dans une douce langueur euphorique.

Dans votre esprit et dans votre corps, la joie se mélange à la paix intérieure.

Vous vous sentez bien, très bien !

Quand vous allez revenir dans la pièce dans laquelle vous vous trouvez, vous allez ressentir cette paix intérieure, cet épanouissement, ce nouveau soleil, cette sensation de sécurité, de quiétude, de tranquillité.

Un autre scénario et un choix de mots

Après avoir lu cette ébauche de scénario alternatif, fermez les yeux et utilisez l'une des techniques mentionnées plus haut pour entrer en transe et laissez-vous aller, votre inconscient fera le reste.

Afin de faire votre propre transe, vous pouvez, si vous le voulez, imaginer que vous êtes au bord de la mer, allongée sur le sable. Vous avez les yeux fermés. Vous entendez le bruit des vagues. Peu à peu, le bruit s'estompe, vous sentez simplement l'air qui caresse votre corps, le parfum iodé de la mer. Au bout de quelques instants, les cellules de votre corps se calment. Vous sentez détendue, tranquille.

Voici une liste de mots et expressions à parcourir, et non à mémoriser. Lorsque vous serez en transe, certains d'entre eux vous reviendront à l'esprit, n'hésitez pas à les laisser se glisser dans votre voyage hypnotique :

Caresses, dorloter, tendresse, calme, tranquillité, paisible, calme, câlins, douceur, sécurité.

6

LA PEUR DE LA FAUSSE COUCHE

“ Le témoignage de Sarah

Sarah, 37 ans (extraits de la deuxième séance)

J'ai une petite fille, Amélie, qui aura bientôt six ans. Depuis deux semaines, je sais que je suis enceinte, mais j'ai tellement rencontré de difficultés pour le devenir (cela fait quatre ans que nous essayons) que j'ai une peur panique de perdre mon bébé.

Il y a trois jours, j'ai découvert des traces de sang en m'essuyant aux toilettes, et hier j'ai eu des crampes terribles et la nausée. Bien sûr, je me suis précipitée sur Internet et là, j'ai découvert tous les scénarios catastrophes. Ce qui n'a rien fait pour me rassurer.

Dans un sens, heureusement que nous n'avons pas annoncé la nouvelle à la famille. S'il devait arriver quelque chose, cela nous évitera les regards compatissants et aussi la culpabilité vis-à-vis des autres. Mon mari et moi avons décidé d'attendre la 12e semaine pour rendre la chose « publique ».

Mais cela n'empêche pas les angoisses. Je n'ose même pas éternuer, car j'ai peur que la petite graine ne soit pas suffisamment bien accrochée.

Je crois que s'il devait arriver quelque chose, je serais tellement déçue que je n'aurais pas le courage de recommencer. En outre, j'aurais l'impression que c'est de ma faute et que je ne suis pas capable d'avoir un second enfant.

Tout cela me stresse énormément et même si mon chéri me rassure sans cesse, je ne peux m'empêcher d'y penser. Je sais que ce n'est pas bon pour mon petit ni pour moi, mais je n'y peux rien...

+ Quelques questions complémentaires

Brefs extraits de l'entretien que j'ai pu avoir avec Sarah après son témoignage :

- Avez-vous eu les mêmes inquiétudes lors de votre première grossesse ?
- Pas du tout ! À l'époque, tout me semblait nouveau et si j'avais des inquiétudes, elles étaient beaucoup plus liées au fait de devenir maman qu'au risque de fausse couche.
- Qu'est-ce qui a changé d'après vous ?
- D'une part, que nous avons mis longtemps à concevoir ce second enfant et d'autre part, que l'horloge biologique semble avancer de plus en plus vite.
- Qu'est-ce qui pourrait vous rassurer ?
- De passer le cap des 12 semaines puis, après neuf mois, de tenir mon bébé dans mes bras.

Commentaires du thérapeute

La fausse couche est une interruption naturelle de la grossesse, qui arrive dans la majorité des cas au début de la grossesse : entre 80 et 90 % surviennent pendant les 12 premières semaines.

Même si la fausse couche est un phénomène naturel qui permet au corps de rejeter l'embryon ou le fœtus qui ne serait pas viable, elle n'en demeure pas moins un événement excessivement traumatisant. Dans ce cas, ce qui domine bien souvent, c'est un sentiment d'échec et ceci même si la future maman n'y est absolument pour rien.

Il est important de noter que faire une fausse couche n'empêche absolument pas de tomber enceinte à nouveau. En revanche, les premiers temps de la grossesse suivante risquent d'être particulièrement stressants.

Le travail en autohypnose va consister à redonner confiance à la future maman et diminuer le stress lié à la peur de faire une fausse couche qu'elle peut ressentir les premières semaines de sa grossesse.

PRENEZ SOIN DE VOUS

Durant cette période, il est important que vous preniez soin de vous, autant pour vous-même que pour votre bébé. Voici de petits exercices qui devraient vous y aider. Après avoir lu chacune des suggestions suivantes, fermez les yeux et laissez votre esprit faire le reste.

- ☞ Vous allez tout d'abord penser au futur et au moment où votre bébé étant né, vous irez le promener au parc.
- ☞ Pensez aussi la force tranquille qui est en vous et essayez de la ressentir autant que faire se peut.
- ☞ Imaginez que vous parveniez à contrôler parfaitement votre corps, vos membres comme vos organes. Vous êtes en contrôle.

Un exemple de transe – La pomme du pommier

Afin de faciliter votre transe, vous pouvez lire le texte ci-dessous et laisser votre inconscient faire le reste, vous pouvez aussi l'enregistrer et le réécouter ou bien encore télécharger une version audio sur Internet en utilisant l'application proposée en page 2.

Fermez les yeux et utilisez l'une des techniques mentionnées plus haut pour entrer en transe. Respirez tranquillement, à votre rythme, et savourez en prenant votre temps.

Vous vous sentez de plus en plus détendue, en toute sécurité, paisible, tranquille.

Je vous propose d'imaginer un pommier, un pommier en fleurs dont chaque fleur magnifique va donner naissance à une petite pomme. Regardez bien cette fleur avec son ton légèrement rosé. Elle semble si fière d'être attachée à sa branche. Une goutte de rosée s'est accrochée à ses pétales. Les rayons du soleil se reflètent dans cette goutte diffusant des éclats de lumière.

Même si elle semble fragile, cette fleur est fermement accrochée à sa branche, à l'arbre qui lui a donné la vie et qui l'a nourri et lui fournit tout ce qu'il faut pour se développer en toute tranquillité et en toute sécurité.

Cette fleur qui a l'air si fragile est beaucoup plus solide qu'on ne pourrait l'imaginer. Le soleil lui donne de l'énergie, la terre lui donne à manger. Tous ces éléments se rejoignent pour favoriser le développement de cette petite fleur qui un jour prochain deviendra une petite pomme, puis un fruit mûr et magnifique.

Vous êtes complètement détendue et vous observez ce fruit qui peu à peu se développe. Chaque jour, l'énergie du soleil, l'eau de la pluie et la sève de l'arbre donnent à votre petite pomme du volume, de la force et des couleurs. Tout ceci parce qu'elle est bien accrochée à son arbre nourricier.

Quand le fruit aura atteint la taille voulue, à ce moment-là et à ce moment-là seulement, vous pourrez le cueillir en toute sécurité, en toute tranquillité.

Imaginez encore un instant toute l'évolution qui s'est déroulée en l'espace de quelques mois. Voyez tout d'abord le minuscule bourgeon qui est apparu au printemps, puis la fleur fragile et ravissante qui s'est épanouie tout doucement, puis un plus gros bourgeon qui a peu à peu grandi, grandi, grandi.

Ensuite s'est formé un petit fruit qui ressemble à s'y méprendre à ce qu'il sera lorsqu'il sera mûr, mais pour l'instant, c'est encore un modèle réduit. Ce petit fruit profitant de la nature environnante a pris des forces, grandi, grossi. Lorsqu'il a atteint la bonne taille, le soleil lui a donné des couleurs. Il est devenu beau, épanoui, prêt à entrer dans le monde. Tout ce processus s'est déroulé normalement, et la nature dans sa grande sagesse a veillé à ce que tout se passe bien.

Vous êtes cet arbre avec son fruit merveilleux qui, dans quelques mois, ou même peut-être dans quelques semaines sera là parmi nous, épanoui pour votre plus grande joie et votre plus grand bonheur.

Cette sécurité, cette tranquillité, vous allez la conserver une fois revenue dans cette pièce.

Un autre scénario et un choix de mots

Après avoir lu cette ébauche de scénario alternatif, fermez les yeux et utilisez l'une des techniques mentionnées plus haut pour entrer en transe et laissez-vous aller, votre inconscient fera le reste.

Afin de faire votre propre transe, vous pouvez, si vous le voulez, imaginer une maman kangourou avec son petit dans sa poche ventrale. La mère et le bébé sont en parfaite symbiose. Le petit se sent en sécurité, tout proche de sa maman. Quant à la mère, elle aussi sent que son petit est en sécurité, bien au chaud, protégé du monde extérieur. En toute sécurité. Vous pouvez vous aussi sentir cette communion entre ces deux êtres, entre vous et votre petit, qui lui aussi est en sécurité dans votre ventre. Tout est calme et tranquille. Paisible et tendre.

Voici une liste de mots et expressions à parcourir, et non à mémoriser. Lorsque vous serez en transe, certains d'entre eux vous reviendront à l'esprit, n'hésitez pas à les laisser se glisser dans votre voyage hypnotique :

Attachement, arrimé, futur, tranquillité, paix, sérénité, repos, confiance, amour, tendresse.

7

LES NAUSÉES MATINALES

“ Le témoignage de Stéphanie

Stéphanie, 32 ans (extraits de la première séance)

Dans les premiers jours de ma grossesse, tout se passait à merveille. J'étais toute à la joie d'attendre un enfant. Et puis, du jour au lendemain, les choses ont changé : j'ai commencé à avoir des nausées.

Tout d'abord, c'était le matin. Je me réveillais avec une envie de vomir, envie qui se concrétisait au bout de quelques minutes. Au début, j'ai pris les choses avec philosophie : c'était prévu dans le programme. Mais peu à peu, ces nausées ont pris de l'ampleur. Elles se manifestaient plusieurs fois par jour. Il me semblait que tout ce que j'absorbais ressortait immédiatement, qu'il s'agisse de boissons ou d'aliments solides. D'ailleurs au bout d'un moment, je n'avais plus goût à rien. Tout me dégoûtait. Sans l'insistance de mon compagnon, je crois que j'aurais complètement arrêté de manger.

J'ai essayé tous les médicaments, même le Primperan en piqûres n'aide pas.

Cerise sur le gâteau, comme j'ai un odorat très développé, je ne supporte plus aucun parfum, plus aucune odeur. C'est pourquoi je me lave à l'eau claire, sans savon ni shampoing, et bien sûr, je ne mets plus de parfum, heureusement j'ai trouvé un déodorant sans odeur !

Je m'inquiète pour mon bébé car j'ai perdu du poids. Pour l'instant, mon médecin ne s'inquiète pas. Il me dit que tout va très vite rentrer dans l'ordre et que je ne dois pas m'en faire. Facile à dire !

Alors que tout avait si bien commencé...

✚ Quelques questions complémentaires

Brefs extraits de l'entretien que j'ai pu avoir avec Stéphanie après son témoignage :

- Avant d'être enceinte, vous est-il arrivé fréquemment de vomir ?
- À mon souvenir, rarement. Je me souviens d'une fois où ado, j'avais trop bu et j'ai passé une très mauvaise nuit dans les toilettes !
- Êtes-vous sujette au mal de mer ?
- Pour vous dire la vérité, les rares fois où j'ai pris un bateau, la mer était très calme et je n'ai rien ressenti du tout.
- Si vous pouviez manger normalement, qu'aimeriez-vous déguster ?
- Je n'arrive même pas à m'imaginer sans nausées. Alors il m'est encore plus difficile de vous répondre.
- Essayez malgré tout d'imaginer que vous réveillez demain matin et que vos nausées ont disparu. Comment êtes-vous ?
- C'est le rêve. Je fais une grande promenade au bois de Vincennes, puis je vais prendre un café avec un croissant au bistrot du coin.

Commentaires du thérapeute

Les nausées matinales, qui parfois peuvent durer toute la journée, peuvent être un des aspects de la grossesse parmi les plus désagréables. Certaines femmes enceintes échappent à ce calvaire, alors que d'autres peuvent en souffrir pendant des semaines, voire des mois.

Le corps médical reste très vague sur les causes de ces nausées, sur le fait que certaines femmes en souffrent et d'autres pas. Bien sûr, les hormones, qui ont bon dos, seraient en partie responsables de ce désagrément. D'autres explications laissent à penser que ces dégoûts alimentaires ont une raison d'être et qu'ils seraient là pour protéger votre futur bébé de produits qui pourraient lui être nocifs. Mais là encore, ce ne sont que des suppositions qui ne permettent pas de mettre fin aux vomissements.

L'autohypnose va vous permettre sinon de supprimer totalement ce phénomène, tout du moins d'en limiter les effets.

PRENEZ SOIN DE VOUS

Durant cette période, il est important que vous preniez soin de vous, autant pour vous-même que pour votre bébé. Voici de petits exercices qui devraient vous y aider. Après avoir lu chacune des suggestions suivantes, fermez les yeux si cela vous est possible et laissez votre esprit faire le reste.

- ☞ Essayez de retrouver parmi les images enfouies dans vos souvenirs celle d'un repas ou d'un plat que vous avez beaucoup apprécié et dont vous pourriez accepter de vous remémorer.
- ☞ Gardez cette image à portée de main, elle peut vous être utile lorsque vous vous sentirez nauséeuse face à un plat.
- ☞ Imaginez que vous êtes profondément ancrée, enracinée dans le sol, un peu comme un arbre centenaire.

Un exemple de transe – Un bateau vers la terre ferme

Afin de faciliter votre transe, vous pouvez lire le texte ci-dessous et laisser votre inconscient faire le reste, vous pouvez aussi l'enregistrer et le réécouter ou bien encore télécharger une version audio sur Internet en utilisant l'application proposée en page 2.

Fermez les yeux et utilisez l'une des techniques mentionnées plus haut pour entrer en transe. Respirez tranquillement, à votre rythme, et savourez en prenant votre temps.

Imaginez, même si ce n'est pas très agréable, que vous êtes sur un bateau non loin d'une île grecque. Le ciel et la mer sont bleu foncé. Le soleil brille. Tout est calme. Le bateau tangue légèrement et vous ressentez dans votre corps ce tangage peu agréable. Le ferry s'approche tout doucement d'un petit port et dans un remue-ménage intense, il accoste. Vous êtes appuyée au bastingage et vous pouvez sentir que le tangage diminue, diminue. Lorsque le bateau est bien amarré, le tangage cesse, il a disparu.

Vous vous sentez beaucoup mieux. Je vous propose maintenant de descendre à terre et pour ce faire, vous allez emprunter la passerelle. Cette passerelle bouge au rythme des flots, mais malgré son instabilité, vous ressentez profondément une forme de stabilité.

Lorsque vous posez le pied à terre, c'est comme si vous repreniez contact avec la fermeté de la planète. Au début, votre démarche est vacillante, un peu comme si vous étiez encore sur le pont du bateau. Vous pouvez avoir l'impression que la terre bouge, or, il n'en est rien. Après ces premiers pas, vous vous sentez beaucoup mieux, vous sentez la terre ferme sous vos pieds. Vous sentez que peu à peu vous récupérez cette stabilité qui est profondément ancrée en vous.

Avancez sur le port. Vous pouvez peut-être entendre les cris des mouettes. Vous pouvez sentir l'odeur de mer. Tout est calme, tout est stable, tout est paisible et vous sentez vos pieds en contact direct avec le sol avec la terre, bien stables.

Respirez profondément et avancez le cœur léger, le corps à la fois léger et lourd. Les pieds bien ancrés dans le sol. Je vous propose de vous asseoir à la terrasse d'un petit bistrot du port. Il fait bon, exactement la température que vous aimez et vous vous sentez bien, tranquille, paisible et stable, assise sur une chaise confortable.

Je vous propose de boire une boisson que vous aimez. Bien sûr, je ne sais pas de quoi il s'agit, mais cela importe peu du moment que vous aimez cette boisson. Sentez dans votre bouche son goût frais et délicieux. Vous l'avalez et sentez comme elle coule dans votre corps, pour stabiliser les cellules de votre corps, avant d'y reposer. Reposez-vous !

Vous sentez tout votre être profondément ancré dans le sol. Le goût délicieux de cette boisson éclaircit votre esprit et votre corps.

Quand vous reviendrez dans la pièce, vous sentirez comme tout est stable, équilibré et doux. Tout est agréable et très doucement parfumé. Un parfum très discret que vous allez aimer.

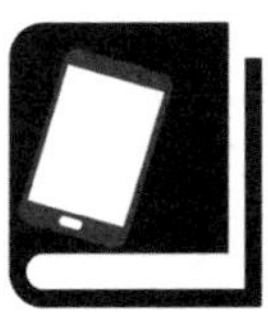

Un autre scénario et un choix de mots

Après avoir lu cette ébauche de scénario alternatif, fermez les yeux et utilisez l'une des techniques mentionnées plus haut pour entrer en transe et laissez-vous aller, votre inconscient fera le reste.

Afin de faire votre propre transe, imaginez un champ, et dans ce champ une énorme pierre plate. Vous pouvez sentir que cette pierre est profondément ancrée dans le sol et rien ni personne ne peut la faire bouger. Vous allez vous approcher de cette pierre et poser vos mains sur sa surface lisse et même, si vous êtes d'accord, y poser votre joue. Vous allez sentir comme cette stabilité, profondément ancrée dans le sol, pénètre votre corps. La fraîcheur de la pierre est réconfortante. Et pénètre toutes vos cellules de bien-être, agréable, avec une stabilité à toute épreuve. Appréciez ce contact et prolongez-le à loisir.

Voici une liste de mots et expressions à parcourir, et non à mémoriser. Lorsque vous serez en transse, certains d'entre eux vous reviendront à l'esprit, n'hésitez pas à les laisser se glisser dans votre voyage hypnotique :

Solidité, constance, fixité, fermeté, équilibre, calme, assiette, aplomb, appétit.

8

LES ÉMOTIONS À FLEUR DE PEAU

❝ Le témoignage de Camille

Camille, 30 ans (extraits de la troisième séance)

Je suis déjà quelqu'un de très sensible en temps normal, mais pendant ma grossesse cela a pris des proportions phénoménales.

Au début, au boulot, je pleurais tous les jours et mon patron ne comprenait pas ce qui se passait. Jusqu'au jour où j'ai découvert que j'étais enceinte. Je crois que je n'ai jamais autant pleuré de ma vie. Sur le plan professionnel, ce n'est pas évident surtout lorsqu'on dirige une équipe comme moi.

Tout peut être sujet à des grandes joies et à des grandes détresses, même les choses les plus insignifiantes. Pour vous donner un exemple, le fait d'aller au cinéma peut susciter une joie énorme et de savoir que la séance est passée peut provoquer un torrent de larmes totalement disproportionné.

Ce qui est terrible, c'est que les autres ne semblent pas comprendre l'ampleur des « drames » que je vis. Je suis certaine qu'ils pensent que j'exagère, et pourtant c'est ce que je ressens !

Je suis aussi excessivement irritable. C'est le cas en particulier lorsqu'il s'agit de nourriture. Si j'ai faim, il faut que je mange immédiatement. Quand je suis au restaurant, et que les plats tardent à arriver, je peux être tout de suite très excédée, voire insupportable et faire une scène qui se termine immanquablement par une crise de larmes.

Ce qui me fait peur aussi, c'est la perspective de l'arrivée de mon petit bout de chou. Je ne vois vraiment pas comment je vais faire si je suis aussi émotive lorsqu'il sera là.

✚ Quelques questions complémentaires

Brefs extraits de l'entretien que j'ai pu avoir avec Camille après son témoignage :

- D'après vous, est-il bon d'exprimer ses émotions ?
- C'est en général ce que je pense, mais dans ce cas particulier, mes réactions sont exagérées. *A posteriori*, j'en suis totalement consciente, mais sur le moment, je n'ai absolument aucun recul.
- Voyez-vous un avantage à ces émotions à fleur de peau ?
- Franchement, non. Je me sens parfaitement ridicule, mais d'un autre côté, incapable de réagir différemment.
- Comment aimeriez-vous réagir ?
- J'aimerais juste que ces petites contrariétés me soient totalement indifférentes.
- À partir du moment où elles ne vous sont pas indifférentes, vous sentez-vous capable d'accepter que vous soyez particulièrement sensible durant cette période ?
- En théorie, oui. Mais le regard des autres est toujours là pour me rappeler que je n'ai pas une attitude normale...

Commentaires du thérapeute

Elles vous assaillent sans vraiment que vous vous y attendiez, les émotions sont présentes à tout moment de votre grossesse. Même si scientifiquement, on parvient à en expliquer, en partie, la cause, cela ne change pas grand-chose au fait que pour un rien, vous pouvez vous mettre à pleurer. Parfois, vous aurez même l'impression d'être parfaitement « ridicule » en ressentant une émotion vive devant des événements anodins.

D'un point de vue scientifique, les hormones sont produites en très grande quantité pendant la grossesse afin de permettre le développement du fœtus et elles ont une incidence sur les humeurs de la femme enceinte. Ces hormones ont des effets parfois contradictoires, c'est ainsi que les œstrogènes auraient un effet excitant alors que la progestérone et la prolactine auraient un effet relaxant et sédatif. Le cortisol, quant à lui, est l'hormone du stress et peut provoquer de l'irritation et de l'hypersensibilité. C'est l'interaction de ces diverses hormones qui serait à l'origine des dérèglements hormonaux et des changements d'humeur qui leur sont liés.

Dans ce cas, l'autohypnose a l'avantage de calmer le jeu. Au minimum, elle permettra d'accepter cet état qui peut être particulièrement désagréable. Elle pourra aussi diminuer cette hypersensibilité et vous laisser beaucoup plus apaisée et tranquille.

PRENEZ SOIN DE VOUS

Durant cette période, il est important que vous preniez soin de vous, autant pour vous-même que pour votre bébé. Voici de petits exercices qui devraient vous y aider. Après avoir lu chacune des suggestions suivantes, fermez les yeux et laissez votre esprit faire le reste.

- ☞ Imaginez que vous vous promenez avec la personne avec laquelle vous sentez le plus en sécurité.
- ☞ Essayez d'accepter que ces larmes intempestives font partie, au moins temporairement, de votre système de défense.
- ☞ Lorsque vous n'êtes pas bien, imaginez une photo de votre bébé et de vous lorsque vous irez vous promener dans un endroit que vous aimez.

◎ Un exemple de transe – La forteresse transparente

Afin de faciliter votre transe, vous pouvez lire le texte ci-dessous et laisser votre inconscient faire le reste, vous pouvez aussi l'enregistrer et le réécouter ou bien encore télécharger une version audio sur Internet en utilisant l'application proposée en page 2.

Fermez les yeux et utilisez l'une des techniques mentionnées plus haut pour entrer en transe. Respirez tranquillement, à votre rythme, et savourez en prenant votre temps.

Laissez-vous aller, laissez-vous aller, laissez-vous sentir comme l'air pénètre dans votre corps et se diffuse dans vos poumons, puis à toutes vos cellules. Vous pouvez avoir la sensation que votre corps est fragile, que vous êtes fragile et c'est peut-être vrai ! C'est peut-être faux ! Vous pouvez avoir la sensation que le moindre souffle de vent vous blesse comme si votre chair était à fleur de peau, et pourtant...

Vous allez imaginer un instant que vous êtes dans une prairie, une prairie couverte de fleurs multicolores. C'est le début de l'été, il fait chaud. Vous pouvez entendre le chant des oiseaux. Vous vous sentez en parfaite sécurité.

Vous allez continuer à imaginer que dans cette prairie se construit une muraille transparente. Une muraille qui vous entoure. Une muraille suffisamment solide pour vous protéger de tout et de tous. Une muraille qui vous permet de vous sentir à l'extérieur tout en étant à l'intérieur. Comme si vous étiez protégée de tout ce qu'il y avait dehors, alors que vous pouvez sortir de cette forteresse transparente, mais en revanche, rien ne peut vous y atteindre, vous y êtes en parfaite sécurité.

Si vous imaginez que d'illusoires ennemis prennent d'assaut votre forteresse, leurs flèches et leurs balles ricochent sur la muraille infranchissable... infranchissable... Vous êtes à l'abri de tout et de tous. Vous êtes à l'abri de toutes et de tous. Vous sentez enfin que vous pouvez vous relâcher. Vous pouvez juste laisser libre cours à votre bien-être. Vous pouvez laisser libre cours à votre grossesse. Vous pouvez sentir qu'à l'intérieur de vous, au plus profond de votre être, vous savez pertinemment que vous êtes forte, que vous êtes capable de vous défendre. Que vous êtes bien, très bien d'ailleurs ! Il faut bien vous rendre compte que personne ne vous veut du mal. Tout le monde vous veut du bien et ceci, même si parfois vos oreilles ont du mal à percevoir tout ce bien.

Cela n'a pas d'importance, laissez glisser les gouttes sur votre carapace, laissez glisser les flèches sur cette muraille imprenable. Vous êtes en sécurité, en totale sécurité, dans cet espace sécurisé. Vous pouvez vous laisser aller, vous pouvez vous laisser aller. Profitez du moment présent, profitez de ce qui se passe, du bien-être qui est en vous, du bien-être qui est autour de vous.

Tout l'univers est présent, vous faites partie de cet univers. Vous êtes cet univers et cet univers est tranquille, bienveillant et paisible.

Vous vous sentez bien, très bien ! Vous sentez cette force qui se manifeste à chaque instant. Vous êtes forte, vous êtes protégée, vous êtes en sécurité et c'est bon de se sentir ainsi reposée, à l'abri de cette muraille qu'à tout instant vous pouvez franchir, mais que personne, personne ne peut franchir depuis l'extérieur.

Vous êtes en sécurité, entourée de tendresse, de paix, d'amour et de tranquillité et lorsque vous allez revenir dans la pièce, vous allez conserver cette impression de tranquillité, de tendresse, de paix et d'amour.

Un autre scénario et un choix de mots

Après avoir lu cette ébauche de scénario alternatif, fermez les yeux et utilisez l'une des techniques mentionnées plus haut pour entrer en transe et laissez-vous aller, votre inconscient fera le reste.

Afin de faire votre propre transe, vous pouvez, si vous le voulez, imaginer que vous êtes dans la savane ou que vous regardez un film sur la savane. Vous voyez les paysages avec de l'herbe haute, des arbres et des points d'eau. Dans ce paysage idyllique, vous regardez passer des animaux dont la caractéristique principale est qu'ils auront une peau épaisse : les éléphants, les rhinocéros, des crocodiles... Vous pouvez admirer comment ces animaux se protègent du monde extérieur et vous allez ressentir à l'intérieur de vous-même cette même protection. Une fois cette transe terminée, ce qui va vous rester, c'est cette sensation de sécurité et de protection.

Voici une liste de mots et expressions à parcourir, et non à mémoriser. Lorsque vous serez en transe, certains d'entre eux vous reviendront à l'esprit, n'hésitez pas à les laisser se glisser dans votre voyage hypnotique :

Protection, défense, boucliers, remparts, cuirasse, carapace, écrans, refuges, enveloppes, fortifications, indifférent, insensible, placide, être sûr de soi, se protéger.

9

LA FATIGUE

“ Le témoignage de Léa

Léa, 24 ans (extraits de la première séance)

Je suis enceinte depuis huit semaines et je me sens totalement épuisée. J'ai l'impression que je pourrais dormir 24 heures sur 24, 7 jours sur 7. À 20 heures 30, je m'affale sur le canapé et je m'endors. Mon compagnon me réveille en général vers 21 heures 30 pour que j'aille me coucher. Je marche comme un zombie jusqu'à notre lit et je me rendors avant même d'avoir touché l'oreiller. J'ai le plus grand mal à me lever le matin à 7 heures. Et malgré une bonne douche, j'ai l'impression de continuer ma nuit.

Arrivée au bureau, je ne pense qu'à une chose : dormir. Inutile de vous dire que je ne suis pas très efficace. Il m'est même arrivé de me coucher sur la moquette de mon bureau et de m'y endormir pendant la pause de midi. Quand ma collègue est revenue, elle a beaucoup ri de me voir endormie sur le sol. D'ailleurs, depuis elle m'appelle gentiment « la belle endormie ».

Il m'est aussi arrivé de m'endormir pendant une conversation et j'ai un peu honte de le dire, pendant que nous faisions l'amour. Tout cela n'est pas très bon pour la vie sociale ni pour la vie amoureuse. Heureusement, mon homme est très compréhensif, et en ce moment nous ne voyons pas grand monde.

Si je dois passer toute ma grossesse avec cette fatigue, je vais devenir une vraie marmotte ! En outre, il paraît qu'après, quand Bébé sera né, il faut pas mal de temps avant qu'il fasse ses nuits. Dans l'état actuel des choses, je ne vois pas comment je vais tenir le coup !

+ Quelques questions complémentaires.

Brefs extraits de l'entretien que j'ai pu avoir avec Léa suite à son témoignage :

- Votre état de fatigue vous semble-t-il agréable ou désagréable ?
- Un peu des deux. Lorsque j'ai le temps de me reposer, je sens comme une douce langueur m'envahir et cela peut avoir des aspects très cool. Mais lorsque j'ai une tâche à accomplir et que j'arrive à peine à ouvrir les yeux, c'est une vraie torture.
- Pouvez-vous accepter que cette fatigue soit normale ?
- Oui et non. Oui, parce que je sais que physiologiquement mon corps est en pleine mutation et fournit un travail incroyable, et non, quand je vois certaines femmes enceintes mener de front une vie professionnelle active, une vie familiale avec déjà plusieurs enfants et une vie de couple. Là, je me sens totalement... nulle.
- Est-ce que cela vous inquiète ?
- Comme je vous le disais, cela m'inquiète pour la période qui suivra la naissance de mon petit. En effet, si je suis aussi fatiguée que je le suis actuellement, je ne vois pas comment je vais faire pour m'occuper de lui, en particulier la nuit.

Commentaires du thérapeute

La fatigue durant la grossesse est un phénomène récurrent et tout à fait compréhensible. Le corps de la femme enceinte est mis à rude épreuve et consacre une grande partie de ses ressources à accueillir la vie en son sein. Malgré tout, cette fatigue varie en intensité et en durée d'une femme à l'autre, confirmant une fois de plus qu'il n'y a pas deux grossesses semblables.

Durant le premier trimestre, la fatigue est particulièrement importante. Elle est liée à la production d'hormones destinées à assurer la bonne évolution de la grossesse. Ces hormones ont non seulement un effet décontracturant sur certains organes tels que l'utérus, mais elles peuvent aussi avoir un effet calmant et sédatif qui va entraîner chez la future maman un état de somnolence plus ou moins permanent.

Au deuxième trimestre, ce phénomène a tendance à marquer le pas, même si le rythme de la vie de tous les jours et le stress, qui y est bien souvent lié, peuvent provoquer de grandes fatigues. À cela peuvent s'ajouter certains nouveaux maux, tels que le mal de dos, qui vont perturber le repos nocturne de la future maman.

Les derniers jours, voire les dernières semaines avant l'accouchement, la fatigue revient en force. Dans ce cas, elle est liée à un repos fréquemment perturbé par des remontées acides, des douleurs dorsales, des crampes nocturnes et une fréquente envie d'uriner. D'autre part, le ventre parfois imposant empêche la future maman d'avoir un sommeil de tout repos.

Le travail en autohypnose va consister à favoriser l'arrivée du sommeil, ainsi qu'à détendre autant que possible la future maman.

PRENEZ SOIN DE VOUS

Durant cette période, il est important que vous preniez soin de vous, autant pour vous-même que pour votre bébé. Voici de petits exercices qui devraient vous y aider. Après avoir lu chacune des suggestions suivantes, fermez les yeux et laissez votre esprit faire le reste.

- ☞ Lorsque vous en ressentez le besoin, laissez-vous aller avec les yeux fermés à cette douce langueur qui vous envahit, et ceci sans vous dire qu'il faudrait que vous fassiez ceci ou cela. Laissez-vous aller et appréciez.
- ☞ Essayez de retrouver dans vos souvenirs l'image d'un moment particulièrement revigorant comme la fois où vous avez nagé dans l'eau plutôt fraîche d'un lac.
- ☞ Essayez de déterminer la partie de votre corps d'où part votre vague de sommeil : est-ce qu'elle commence par exemple dans vos yeux, dans vos bras, dans tout votre corps. Peut-être arriverez-vous, en bougeant ces parties de votre corps, à retarder votre endormissement.

Un exemple de transe – Une énergie débordante

Afin de faciliter votre transe, vous pouvez lire le texte ci-dessous et laisser votre inconscient faire le reste, vous pouvez aussi l'enregistrer et le réécouter ou bien encore télécharger une version audio sur Internet en utilisant l'application proposée en page 2.

Fermez les yeux et utilisez l'une des techniques mentionnées plus haut pour entrer en transe. Respirez tranquillement, à votre rythme, et savourez en prenant votre temps.

Respirez tranquillement et imaginez que vous êtes dans une maison dans le Midi en plein après-midi au moment où il fait si chaud que l'on a qu'une seule envie, celle de faire la sieste. Les volets sont fermés, il fait bon frais dans la chambre alors que dehors la canicule écrase tout. Vous entendez les grillons chanter.

Vous êtes bien allongée sur des draps frais et peut-être avez-vous l'impression qu'une fatigue immense vous submerge et fait naître une immense paresse. Cette impression n'est qu'une impression, en réalité votre corps en pleine transformation et absorbe une grande quantité d'énergie pour faire le travail qui est le sien vous laissant totalement épuisée. Et c'est une chose normale.

Vous devez savoir qu'à l'intérieur de vous, chacune de vos cellules, ces milliards de cellules, comporte une énergie infinie. Cette ressource vient de l'eau, de la nourriture, du soleil, de la terre.

Chacune de ces cellules, pareilles au soleil, concentre en elle une énergie fabuleuse, telle qu'elle est capable de déplacer des montagnes et de créer la vie.

Vous vous sentez bien très bien, et même si pour l'instant vous avez envie de dormir, laissez-vous aller et profitez, profitez de ce bon moment, de ce moment qui vous permet de récupérer toute l'énergie de l'univers, de votre univers, car vous êtes au centre de l'univers, au centre du monde.

Vous allez voir qu'à un moment, cette énergie va prendre une autre direction, un peu comme si elle avait accompli celle qu'elle avait à accomplir au sein de votre corps et qu'elle disposait maintenant de la force qui lui permet d'effectuer les tâches liées à la préparation de l'arrivée de votre futur bébé.

Laissez-vous aller, reposez-vous et apprenez à accepter la fatigue et elle s'en ira d'elle-même. Plus vous la refusez, plus vous vous épuiserez, un peu à la façon de ces nageurs qui nagent à contre-courant et qui finissent par sombrer à force d'énergie gaspillée.

Laissez-vous aller tout en sachant que dans quelques heures, dans quelques jours, dans quelques semaines, toute cette énergie va se focaliser ailleurs et elle va vous permettre d'accomplir tout ce que vous avez envie d'accomplir.

Laissez-vous aller, acceptez la fatigue, acceptez de dormir paisiblement, comme une masse. C'est bon, vous sentez comme c'est bon, et pendant ce sommeil vous rechargez vos cellules, pour recharger votre cerveau, pour recharger votre corps.

Reposez-vous, reposez-vous et profitez du moment présent, il sera toujours temps de faire ce qu'il y a à faire, vous verrez que vos cellules débordant d'énergie seront capables d'accomplir des miracles. Elles seront là au moment de l'accouchement et elles seront là pour vous aider pendant et après. Elles seront pleines de cette énergie vitale indispensable.

Prenez des forces, acceptez votre repos et vous verrez comme c'est bon !

Lorsque vous allez revenir dans la pièce, vous allez ressentir cette énergie profondément enfouie dans votre corps, prête à exploser, à vous dynamiser. Cette énergie physique, psychique et vitale.

Un autre scénario et un choix de mots

Après avoir lu cette ébauche de scénario alternatif, fermez les yeux et utilisez l'une des techniques mentionnées plus haut pour entrer en transe et laissez-vous aller, votre inconscient fera le reste.

Afin de faire votre propre transe, vous pouvez, si vous le voulez, imaginer un petit ruisseau qui coule tout doucement entre les pierres. Le soleil se reflète dans ses eaux, tout est calme. Peu à peu, ce petit ruisseau gagne en volume. De simple petit ruisseau, il devient rivière qui se transforme rapidement en un torrent tumultueux. Regardez bien les eaux dont la puissance, la force et l'énergie se diffuse peu à peu à tout votre corps. Vous pouvez sentir en vous toute cette énergie fraîche qui s'accumule et vous redonne cet élan un instant oublié.

Voici une liste de mots et expressions à parcourir, et non pas à mémoriser. Lorsque vous serez en transe, certains d'entre eux vous reviendront à l'esprit, n'hésitez pas à les laisser se glisser dans votre voyage hypnotique :

Force, courage, fermeté, vigueur, ressort, ardeur, volonté, solidité, dynamisme, action, vitalité, activité, détermination, énergie, vie, vivacité, vitalité, bouillonnements, repos, détente, vacances, inaction, accalmie, paix, quiétude, sommeil, sérénité, sieste, assouvissement.

THÈME 3

LE DEUXIÈME TRIMESTRE

Lorsqu'arrive le second trimestre, qui s'échelonne de la 13e à la 26e semaine, les risques de faire une fausse couche se sont éloignés. La plupart des futures mamans se sentent mieux car les nausées et la fatigue ont, dans la plupart des cas, progressivement disparu.

En revanche, avec la disparition des nausées, c'est la fringale qui peut s'installer. Certaines futures mamans ont l'impression qu'il faut manger pour deux et, dans certains cas, la prise de poids peut s'accélérer, entraînant également des maux de dos.

Un autre phénomène peut lui aussi se développer à partir de ce deuxième trimestre : celui de la montée des angoisses, accompagnée d'une augmentation du stress, voire l'apparition d'une forme de dépression dite périnatale.

Durant cette période, l'enfant commence à bouger et à réagir aux sons et au toucher. Ses paupières, ses cils et ses sourcils apparaissent. Les réflexes comme celui de la déglutition et de la succion se développent et les cheveux commencent à pousser. L'enfant mesure alors à peu près 23 cm et pèse 1 kg.

10

LE STRESS

“ Le témoignage d’Océane

Océane, 32 ans (extraits de la deuxième séance)

Voilà quatre ans que j’espérais être enceinte et ça ne venait pas. Mon compagnon et moi avons fait pas mal d’analyses et tout semblait être normal, et pourtant...

Inutile de vous dire que lorsque j’ai découvert que j’étais enceinte, j’ai été la plus heureuse des femmes. Le problème, c’est que même avant d’attendre un bébé, j’ai toujours été quelque peu hypocondriaque. Et cette hypocondrie s’est transformée en véritable angoisse et stress permanents. Il ne se passe pas de jour sans que naissent de nouvelles inquiétudes liées à la maladie, la toxoplasmose, la listéria, de possibles malformations, la trisomie... Tout y passe.

En outre, comme je continue à travailler, et que mon travail impose des rendus quasi quotidiens, je suis là aussi soumise à un stress terrible.

J’ai beau me dire que le stress est mauvais pour mon bébé, que je risque à tout moment de faire une fausse couche ou de donner naissance à un prématuré, cela ne fait qu’accentuer mon angoisse.

Lors de la dernière échographie, mon gynécologue m'a annoncé que mon bébé était plutôt petit, cela m'a fait « repartir dans un trip » de culpabilité qui n'arrange pas les choses. J'ai vraiment l'impression que tout est de ma faute, que je suis nulle et incapable de mener à bien une grossesse.

+ Quelques questions complémentaires

Brefs extraits de l'entretien que j'ai pu avoir avec Océane après son témoignage :

- Arrivez-vous à vous imaginer que tout se passe bien, que votre bébé naît à terme et en pleine forme ?
- C'est quelque chose que, dans une certaine mesure, je m'interdis de penser, de peur que cela ne me porte malheur. Je crois que le pire des scénarios, même s'il m'angoisse, me rassure. Je sais que cela peut paraître bizarre, mais je crois que j'ai toujours fonctionné comme ça.
- Lorsque vous êtes dans ces états d'angoisse, y a-t-il quelqu'un qui peut vous rassurer ?
- Mon compagnon est de ce point de vue-là formidable. Il a les deux pieds sur terre et avec lui, je me sens en sécurité. Mais j'ai toujours un peu peur d'abuser de lui et qu'il finisse par en avoir ras le bol d'une femme aux prises avec autant de stress et d'anxiété.
- Qu'est-ce qui pourrait vous rassurer ?
- Je crois que la seule chose qui pourrait me rassurer, c'est d'avoir accouché.

Commentaires du thérapeute

Même si dans la plupart des cas, la grossesse est une période relativement paisible, pour certaines futures mamans, elle peut engendrer diverses formes de stress.

Il y a bien sûr le stress lié à la vie quotidienne, ainsi qu'au travail. À l'autre extrême, des événements et situations aigus comme la perte d'un emploi, un divorce, un deuil... peuvent provoquer un stress important.

La grossesse en elle-même est, elle aussi, source de stress, comme la peur d'une fausse couche, la peur d'avoir un bébé handicapé, la peur d'annoncer sa grossesse à son patron, la crainte de ne pas retrouver son travail après la naissance de l'enfant. L'ensemble des examens médicaux, de plus en plus nombreux, provoquent eux aussi un stress accru.

Enfin, la pensée que le stress puisse avoir un impact sur le développement de l'enfant est une source supplémentaire de stress.

Le travail en autohypnose va consister à faire diminuer ce stress en instaurant une forme de sécurité et de détente.

PRENEZ SOIN DE VOUS

Durant cette période, il est important que vous preniez soin de vous, autant pour vous-même que pour votre bébé. Voici de petits exercices qui devraient vous y aider. Après avoir lu chacune des suggestions suivantes, fermez les yeux et laissez votre esprit faire le reste.

- Trois fois par jour, vous allez arrêter toute activité et fermer les yeux. Le premier jour, cet arrêt ne durera qu'une minute (si besoin, utilisez un minuteur), le deuxième jour, deux minutes et ainsi de suite jusqu'à 10 minutes. Ensuite, vous verrez par vous-même quel est le temps optimum qui vous permet de vous détendre et de diminuer votre stress.

- Lorsque vous sentez que votre stress est trop élevé, écoutez la transe qui vous est proposée ci-dessous et ceci, quelle que soit votre activité (sauf si bien sûr elle nécessite votre attention comme la conduite d'un véhicule).
- Aussi souvent que possible, prenez le temps de respirer profondément quatre fois de suite. Cet afflux d'oxygène dans votre cerveau va permettre de vous détendre.

Un exemple de transe – Détente au bord de l'eau

Afin de faciliter votre transe, vous pouvez lire le texte ci-dessous et laisser votre inconscient faire le reste, vous pouvez aussi l'enregistrer et le réécouter ou bien encore télécharger une version audio sur Internet en utilisant l'application proposée en page 2.

Fermez les yeux et utilisez l'une des techniques mentionnées plus haut pour entrer en transe. Respirez tranquillement, à votre rythme, et savourez en prenant votre temps.

Je vous propose de vous rendre sur une plage imaginaire. Une grande plage de sable fin avec des palmiers et des cocotiers. Une légère brise souffle de la mer, une mer bleu foncé et un ciel bleu pâle avec quelques petits nuages et le soleil qui brille.

Vous êtes allongée sur un transat ou sur une serviette et vous vous laissez aller. Vous écoutez le bruit des vagues qui vont et viennent. À côté de vous, une boisson que vous aimez et lorsque vous en avez envie, vous pouvez y tremper vos lèvres.

Regardez les mouettes, elles semblent faire du surplace. Vous êtes tranquille et c'est bon.

Je vous propose si vous êtes d'accord, un massage. Vous allez vous allonger dans la position qui vous convient le mieux. L'essentiel est que vous soyez bien. Une personne que je ne connais pas, mais que vous connaissez peut-être, un homme ou une femme, comme vous voulez, va vous masser le dos.

Vous allez sentir l'odeur de l'huile de massage, peut-être est-ce celle de la noix de coco ou un tout autre parfum de votre choix. Puis des mains chaudes viennent masser vos épaules et vous sentez comme c'est bon. Tous vos muscles se détendent comme tous les nœuds qui s'étaient formés cèdent peu à peu. Votre dos se détend.

Ces mains vous massent avec douceur ou fermeté comme vous le voulez. Depuis le bas du dos, elles remontent jusqu'à votre cou. Puis elles redescendent. Elles vous massent avec douceur. Vous sentez cette détente qui vous envahit dans toutes les cellules de votre corps. Toutes les tensions qui s'y étaient accumulées disparaissent. Elles s'envolent, emportées par le souffle de la mer. Et plus elles s'envolent, plus vous vous sentez légère, détendue.

Vous vous sentez bien, très bien.

Tout votre corps est enveloppé d'une douce chaleur. Vous pouvez vous laisser aller. Vous pouvez vous détendre. Détendre chaque fibre musculaire de votre corps, détendre votre cerveau.

Vous vous sentez bien et détendue dans ce décor paradisiaque.

Et quand vous allez revenir dans la pièce, vous allez conserver cette impression de légèreté, de quiétude, de paix intérieure, de détente, de plaisir. Vous allez ressentir le plaisir d'être sur cette plage sur laquelle vous pouvez revenir à chaque fois que vous le voudrez pour vous détendre.

Un autre scénario et un choix de mots

Après avoir lu cette ébauche de scénario alternatif, fermez les yeux et utilisez l'une des techniques mentionnées plus haut pour entrer en transe et laissez-vous aller, votre inconscient fera le reste.

Afin de faire votre propre transe, vous pouvez, si vous le voulez, choisir un lieu dans vos souvenirs ou dans votre imaginaire dans lequel vous vous sentez en parfaite sécurité, tranquille, apaisée. Transportez-vous dans cet endroit et utilisez l'ensemble de vos sens pour en profiter.

Voici une liste de mots et expressions à parcourir, et non à mémoriser. Lorsque vous serez en transe, certains d'entre eux vous reviendront à l'esprit, n'hésitez pas à les laisser se glisser dans votre voyage hypnotique :

Repos, délassement, relâchement, soulagement, pause, relâche, répit, loisirs, calme, bien-être, vacances, tranquille, sérénité, sereine, paisible, douceur, heureuse, soulagée, reposant.

11

LA PRISE DE POIDS

“ Le témoignage de Cindy

Cindy, 34 ans (extraits de la troisième séance)

Avant d'être enceinte, j'étais assez fière de mon corps, je pesais 57 kg pour 1 m 68 et pourtant j'étais une assez grosse mangeuse. J'avais soi-disant un métabolisme qui me le permettait. Au début de ma grossesse, je n'ai pris que très peu de poids. Au point que je commençais à être inquiète. Mon bébé se développait-il normalement ?

En plus, avec les nausées, l'appétit n'était plus vraiment au rendez-vous. Par crainte pour mon futur enfant, je me forçais à manger. Puis au quatrième mois, les nausées ont cessé comme par miracle. Et là, je me suis mise à manger, voire à dévorer, comme si je voulais rattraper le temps perdu.

Très vite, ma balance s'est mise à indiquer des chiffres de plus en plus impressionnants. Au 3e mois, je faisais à peine 60 kg, au 4e 64 kg, au 6e mois j'avais pris 15 kg. À ce moment-là, la sage-femme qui me suit a tiré le signal d'alarme. De mon côté, j'étais à la fois fière de montrer mon gros ventre et rassurée sur la croissance de mon bébé.

Lorsque j'ai atteint les 20 kg, j'ai commencé à me sentir mal. J'avais l'impression d'être devenue une baleine échouée sur la côte et je commençais à être inquiète, alors qu'il me restait encore un mois et demi avant le terme. J'avais beau faire attention à ce que je mangeais, cela ne changeait rien. En plus, la sage-femme, mais aussi le médecin commençaient à me culpabiliser, au point où je n'osais plus monter sur ma balance, et que j'appréhendais chaque visite. J'ai fait des analyses pour savoir si je n'avais pas de diabète. Heureusement, tout est normal !

J'en suis arrivée au point où je ne supporte plus mon corps. J'en ai même honte et j'ai peur de ne jamais regagner ma silhouette d'avant. En outre, je vois bien que mon mari fait des efforts pour me dire que je suis toujours aussi belle. J'ai peur aussi que mon couple ne résiste pas à ma difformité !

+ Quelques questions complémentaires

Brefs extraits de l'entretien que j'ai pu avoir avec Cindy après son témoignage :

- Qu'est-ce qui vous fait le plus peur dans le fait de prendre du poids ?
- J'ai peur pour la santé de mon bébé et la mienne, mais aussi j'ai peur de ne plus jamais perdre ces kilos en trop.
- Avez-vous l'impression de beaucoup manger ?
- Pendant toute une période, j'ai effectivement énormément mangé, mais c'était plus en réaction à la période antérieure durant laquelle je ne parvenais pas à avaler de nourriture. Mais depuis quelque temps, je fais très attention.
- Pourquoi faites-vous très attention ?
- Parce que ma balance, mon gynéco, ma sage-femme et les yeux des autres me disent que j'ai pris trop de poids. Mais c'est vrai que cela nécessite un effort pas toujours très agréable. Comme dans le fond je suis une gourmande, je rêve de pouvoir manger à ma faim, comme avant.

Commentaires du thérapeute

La prise de poids durant la grossesse varie d'une femme à l'autre et d'une grossesse à une autre. En moyenne, il est recommandé pour une femme de poids « normal » avant d'être enceinte, de prendre entre 11 et 16 kg durant ces neuf mois. Mais à nouveau, il s'agit de moyennes, donc de chiffres parfaitement abstraits sur lesquels il ne faut surtout pas se focaliser.

Aux problèmes médicaux qui peuvent naître d'un excédent de poids, tels que l'hypertension, le diabète gestationnel, le risque de thrombose... s'ajoute l'inconfort physique d'un corps devenu encombrant, mais aussi les répercussions psychologiques qui peuvent être liées à ces changements corporels importants. De plus, une certaine forme d'anxiété peut apparaître au regard de ce qui va se passer après la naissance de l'enfant. L'inquiétude que l'on rencontre fréquemment chez la femme enceinte est de savoir si après l'accouchement, dans les semaines ou les mois suivants, elle va pouvoir retrouver ses formes d'antan.

Dans ce cas, le travail en autohypnose va consister, dans un premier temps, à accepter ce qui se passe, puis à stabiliser le poids.

PRENEZ SOIN DE VOUS

Durant cette période, il est important que vous preniez soin de vous, autant pour vous-même que pour votre bébé. Voici de petits exercices qui devraient vous y aider. Après avoir lu chacune des suggestions suivantes, fermez les yeux et laissez votre esprit faire le reste.

☞ Lorsque vous vous passez de la crème sur le corps ou que vous prenez une douche, passez quelque temps à admirer vos courbes en essayant de ne pas porter de jugement. Vous êtes belle ainsi et appréciez vos rondeurs sans penser au lendemain.

- ☞ Si vous en avez l'occasion, regardez d'autres corps de femmes enceintes juste pour vous rendre compte que votre physique est on ne peut plus normal durant cet épisode de votre vie.
- ☞ Sans pour autant vous jeter sur la nourriture, essayez de lâcher le contrôle et voir ce qu'il se passe.

◎ Un exemple de transe – Aimez-vous telle que vous êtes

Afin de faciliter votre transe, vous pouvez lire le texte ci-dessous et laisser votre inconscient faire le reste, vous pouvez aussi l'enregistrer et le réécouter ou bien encore télécharger une version audio sur Internet en utilisant l'application proposée en page 2.

Fermez les yeux et utilisez l'une des techniques mentionnées plus haut pour entrer en transe. Respirez tranquillement, à votre rythme, et savourez en prenant votre temps.

Alors que vous vous sentez peut-être parfaitement détendue, j'aimerais vous suggérer d'imaginer un étang avec une eau calme et transparente. Vous vous laissez flotter dans cette eau qui est exactement à la température que vous aimez. Tout est tranquille et paisible, vous vous sentez en parfaite sécurité.

Votre corps qui peut vous paraître encombrant est étonnamment léger. Vous vous sentez légère. Vous sentez comme vous êtes bien dans votre peau. À certains moments, vous pouvez avoir l'impression que votre volume est excessif, mais il est ce qu'il est et il est là pour le bien de votre enfant, mais aussi pour votre bien. Lorsque viendra le moment voulu, vous allez peut-être voir que votre corps est différent, pas comme il était avant votre grossesse. Mais il va reprendre le dessus.

Vous vous sentez bien, très bien, et votre corps est à vous. Il s'est adapté aux circonstances, il sait ce qu'il faut faire. À vous de lui faire confiance, à vous de l'accepter tel qu'il est. De l'accepter tel qu'il sera à vous, de l'accepter tel qu'il était, tel qu'il est, tel qu'il sera. De même que la neige s'accumule pendant l'hiver, au printemps elle disparaît peu à peu pour laisser la place aux prairies verdoyantes, aux arbres en fleurs.

Tout va rentrer dans l'ordre. Lorsque le papillon léger aux ailes multicolores se met à voyager d'une fleur à une autre, vous vous rendez compte que la nature sait ce qu'il faut faire. En le regardant voler, vous avez l'impression que vous aussi vous êtes légère, même s'il vous semble par moments que ce n'est pas le cas.

L'oiseau s'envole, la plume s'envole, le papillon s'envole, et vous vous sentez légère et bien dans votre corps.

Et si malgré tout, par moments vous avez l'impression que ce n'est pas le cas, ce n'est qu'une impression. Tout va bien, très bien.

De cette confiance en votre corps dépend votre paix intérieure et votre paix intérieure va donner naissance à votre nouveau corps, celui qui aura les formes qu'il devra avoir, celui avec lequel vous allez vivre et vous sentir belle.

Lorsque vous allez revenir dans la pièce, je vous suggère de conserver le sentiment de confiance que vous pouvez avoir dans votre corps, de l'aimer tel qu'il est et tel qu'il sera.

Un autre scénario et un choix de mots

Après avoir lu cette ébauche de scénario alternatif, fermez les yeux et utilisez l'une des techniques mentionnées plus haut pour entrer en transe et laissez-vous aller, votre inconscient fera le reste.

Afin de faire votre propre transe, imaginez une rose le matin, elle est à peine éclose et couverte de rosée. Lorsqu'apparaît le soleil, elle s'épanouit laissant échapper un parfum incroyable et du pollen qui va se disséminer un peu partout dans l'air. Au fur et à mesure de la journée, les pétales de la rose vont se déployer jusqu'à former une fleur totalement épanouie. Et lorsqu'arrive le soir, et que le soleil disparaît peu à peu à l'horizon, la fleur se referme, et redevient ce magnifique bouton de rose qu'elle était au matin. Et ainsi chaque jour, elle s'ouvre, s'épanouit, puis se referme. Après l'épanouissement, elle redevient mince et svelte.

Voici une liste de mots et expressions à parcourir, et non à mémoriser. Lorsque vous serez en transe, certains d'entre eux vous reviendront à l'esprit, n'hésitez pas à les laisser se glisser dans votre voyage hypnotique :

Aimer, accueillir, se sentir bien dans son corps, paisible, admirée, estimer, affectionner, chérir, sécurité, souple, raffinée, tendre.

12

LES MAUX DE DOS

“ Le témoignage d’Ewa

Ewa, 32 ans (extraits de la première séance)

Je suis enceinte de cinq mois de mon deuxième bébé. Pour le premier, tout s’est super bien passé mis à part les nausées qui ont duré près de deux mois. Il y a trois semaines, j’ai commencé à avoir mal dans le bas du dos. Au début, ça ressemblait à une sorte de sciatique, mais très vite les choses ont empiré.

Le matin au réveil, j’ai l’impression que tout mon corps est rouillé. Mais plus la journée avance, plus les douleurs augmentent. En fin d’après-midi, il n’y a plus aucune position dans laquelle je me sente bien. Impossible de rester assise à mon bureau et tous les changements de position sont douloureux.

En fin de journée, j’ai l’impression d’avoir 80 ans. Je marche avec difficulté et les douleurs s’amplifient et se propagent dans tout le bas-ventre, le dos et les fesses. Je ne peux plus me tenir droite sinon j’ai trop mal.

Même au lit, j’ai du mal à trouver une position qui me convienne. Je sais que c’est lié au fait que ma posture n’est peut-être pas idéale, mais je ne peux rien faire d’autre. J’ai essayé le paracétamol et mon compagnon me masse le dos, mais dans les deux cas les douleurs ne sont atténuées que pendant quelques heures. J'ai aussi fait quelques séances d'ostéopathie, mais là aussi le répit n'est que temporaire.

+ Quelques questions complémentaires

Brefs extraits de l'entretien que j'ai pu avoir avec Ewa après son témoignage :

- Le mal de dos est effectivement une douleur très forte qui nécessite, bien souvent, de rester au lit au moins pendant quelques jours. Mais, d'un autre côté, il est bon de bouger pour éviter que la douleur ne s'incruste.
- Mais lorsque je bouge, j'ai à la fois mal et j'ai peur que la douleur recommence !
- Avez-vous déjà eu un mal de dos similaire ?
- Non, je crois que c'est la première fois que j'ai des douleurs dorsales aussi intenses.
- J'aimerais maintenant vous demander : comment serait votre grossesse sans ce mal de dos ?
- Ce serait formidable. Je pourrais profiter de ma grossesse et pourquoi pas, faire un peu de sport. Mais pour l'instant, il n'en est pas question : je n'arrive même pas à envisager cette possibilité.

Commentaires du thérapeute

Les trois quarts des femmes enceintes souffrent de problèmes de dos durant leur grossesse. Ces douleurs sont la conséquence directe de deux phénomènes concomitants. Tout d'abord, avec un ventre qui grossit, le centre de gravité du corps se déplace vers l'avant. Pour garder son équilibre, la femme enceinte a tendance à cambrer excessivement le bas de son dos. Un autre phénomène va entrer en ligne de compte : durant la grossesse, des hormones vont entraîner le relâchement des structures ligamentaires et favoriser ainsi un accroissement excessif de la cambrure dorsale.

Ces douleurs se manifestent le plus souvent au moment des changements de position comme le passage de la position assise à la position debout. Elles peuvent apparaître dès les débuts de la grossesse.

Il faut d'autre part savoir que la douleur se décompose en trois parties. La première est effectivement la douleur que vous ressentez sur le moment. La seconde, c'est le souvenir que vous avez de la douleur que vous avez ressentie dans un passé récent ou plus lointain, quant à la troisième, c'est la peur que vous avez de ressentir la douleur dans le futur.

Ces trois aspects de la douleur s'additionnent et forment une sensation parfois très forte et désagréable. Bien souvent, la douleur « présente » n'est pas la plus importante. Le souvenir que nous pouvons avoir de la douleur ressentie au moment d'une crise aiguë de mal de dos, par exemple, associée aux craintes d'avoir mal dans le futur, fait que les mouvements sont beaucoup plus crispés, donc plus douloureux. Il est donc nécessaire de décomposer cette douleur pour ne garder que la douleur présente, les deux autres aspects étant des constructions de notre inconscient.

L'autohypnose permet bien souvent de calmer efficacement ces douleurs dorsales.

PRENEZ SOIN DE VOUS

Durant cette période, il est important que vous preniez soin de vous, autant pour vous-même que pour votre bébé. Voici de petits exercices qui devraient vous y aider. Après avoir lu chacune des suggestions suivantes, fermez les yeux et laissez votre esprit faire le reste.

- ☞ Imaginez-vous dans un bain où l'eau est à la température que vous aimez. Laissez-vous flotter.
- ☞ Prenez quelques minutes chaque jour où, les yeux fermés, vous essayez de vous détendre en respirant régulièrement. À intervalles réguliers, prenez trois inspirations profondes, puis continuez votre relaxation.
- ☞ Vous pouvez, si le cœur vous en dit, pratiquer tous les jours des exercices de bascule du bassin et des étirements à quatre pattes pour corriger votre cambrure.

◎ Un exemple de transe – Le plaisir de la détente

Afin de faciliter votre transe, vous pouvez lire le texte ci-dessous et laisser votre inconscient faire le reste, vous pouvez aussi l'enregistrer et le réécouter ou bien encore télécharger une version audio sur Internet en utilisant l'application proposée en page 2.

Fermez les yeux et utilisez l'une des techniques mentionnées plus haut pour entrer en transe. Respirez tranquillement, à votre rythme, et savourez en prenant votre temps.

Je vous propose de vous mettre dans un endroit où vous serez le plus confortable possible. Je sais que ce n'est pas facile, mais essayez malgré tout. Peut-être est-ce dans un fauteuil, un canapé ou dans un lit. Lorsque vous aurez trouvé ce lieu, je vous propose de fermer les yeux, de vous détendre autant que possible.

Essayez de détendre vos jambes, vos bras, vos mollets, vos cuisses. Mais surtout, n'essayez pas de détendre votre dos.

S'il y a un endroit dans votre corps qui n'est pas douloureux, je vous propose de vous focaliser sur cet endroit. De l'apprécier à sa juste valeur.

Je vous demande d'imaginer que vous êtes dans l'eau. Peut-être s'agit-il de l'eau de mer, d'une piscine chauffée, peu importe, l'essentiel est que vous y soyez bien et que vous vous sentiez en parfaite liberté.

Vous flottez dans cette eau et votre corps tout d'un coup soulagé de la pesanteur peut de nouveau s'épanouir avec plaisir. Si vous êtes au bord de la mer, regardez le ciel comme il est bleu, avec quelques petits nuages et le soleil qui brille et vous chauffe délicieusement. Vous pouvez entendre le bruit régulier des vagues qui vont et viennent sur la grève. Vous vous sentez bien, très bien.

Votre corps est léger, léger comme s'il n'avait pas de poids. Il ressemble à cette plume que le vent fait virevolter. Votre corps dépasse son enveloppe charnelle, il fait partie de l'univers. Il est composé de milliards de cellules qui ne font qu'un avec la terre, le ciel, et l'espace infini. Ces cellules vont peu à peu se détendre car elles sont en confiance. Vous pouvez sentir combien c'est agréable de se laisser aller, de laisser tous les muscles se détendre, ceux de vos jambes, ceux de vos bras, et même ceux de votre dos.

Vous êtes en sécurité et tout votre corps respire.

Votre dos s'épanouit, tranquille, sans pression. Vos douleurs disparaissent comme disparaît le sucre dans une boisson fraîche. Votre corps est léger, il flotte dans l'eau comme il flotte dans l'air.

Vous êtes bien. Vous pouvez vous laisser aller, car vous êtes protégée. Vous êtes en parfaite sécurité dans cet univers.

Vous pouvez sentir comme la détente est agréable. Lorsque vous allez revenir dans la pièce, vous allez conserver cette sensation de sécurité, de plaisir et de détente. Vous pouvez être à la fois en parfaite sécurité et totalement détendue. Vous pouvez être à la fois totalement détendue et en parfaite sécurité. Laissez-vous aller, laissez-vous aller !

Un autre scénario et un choix de mots

Après avoir lu cette ébauche de scénario alternatif, fermez les yeux et utilisez l'une des techniques mentionnées plus haut pour entrer en transe et laissez-vous aller, votre inconscient fera le reste.

Afin de faire votre propre transe, vous pouvez, si vous le voulez, imaginer que vous êtes sur une planète en apesanteur. Votre corps ne pèse plus rien et il se meut dans l'espace sans effort. L'atmosphère de votre planète est exactement celle que vous désirez : plutôt chaude, ou plutôt froide, comme vous voulez. Tous vos gestes sont coulés, sans effort, agréables.

Voici une liste de mots et expressions à parcourir, et non à mémoriser. Lorsque vous serez en transe, certains d'entre eux vous reviendront à l'esprit, n'hésitez pas à les laisser se glisser dans votre voyage hypnotique :

Détente, paisible, douceur, calme,
repos, relaxation, calme, bien-être.

13

LES DÉPRESSIONS PÉRINATALES

“ Le témoignage d’Emmanuelle

Emmanuelle, 38 ans (extraits du premier entretien)

Alors que pour mon premier enfant tout s’est très bien passé, depuis le quatrième mois de ma seconde grossesse, je suis en pleine dépression périnatale.

Mon niveau d’angoisse est au plus haut, et je suis assaillie d’une multitude de peurs. J’ai peur de mourir, de perdre mon bébé, que mon mari meurt ou qu’il me quitte, et de toutes sortes d’autres choses, de sorte que j’en viens à penser que si le délai n’était pas dépassé, j’aurais avorté.

Les symptômes se manifestent surtout le matin, mon corps est douloureux et les angoisses m’assaillent de toutes parts. Pour ne rien arranger, personne autour de moi ne semble prendre au sérieux ce que je traverse et surtout personne ne me comprend car comme mon mari aime à le répéter : « J’ai tout pour être heureuse ».

Mon gynécologue m’a envoyée chez un psychiatre qui m’a donné des médicaments qui sont soi-disant inoffensifs pour les femmes enceintes et le bébé. Cela m’a permis de dormir correctement, mais cela n’empêche pas d’avoir des idées noires le matin au réveil.

Maintenant, je culpabilise d'avoir pris ces médicaments, car j'ai peur qu'ils aient un effet sur mon bébé. J'ai l'impression de l'avoir un peu « empoisonné », ce qui n'est pas fait pour me calmer.

Quelques questions complémentaires

Brefs extraits de l'entretien que j'ai pu avoir avec Emmanuelle après son témoignage :

- Comment se manifeste votre dépression ?
- Au début, ce n'était que des craintes, mais très vite, j'ai senti que je m'enfonçais, un peu comme dans des sables mouvants. Il m'arrivait de répéter en boucle que je ne voulais pas de cet enfant et que j'avais envie de mettre fin à mes jours. Tout me paraissait énorme et difficile. J'en voulais à tout le monde et surtout à moi.
- Qu'est-ce qui vous a poussé à consulter ?
- C'est ma meilleure amie à qui j'ai réussi à me confier un soir où j'étais particulièrement au fond du trou. D'ailleurs, elle m'a accompagnée chez le médecin et même si elle est restée dans la salle d'attente, cela m'a fait beaucoup de bien.
- Vous considérez-vous maintenant comme sortie d'affaires ?
- Avec les médicaments, je vais mieux, mais cela ne m'empêche pas d'avoir ses idées noires, surtout le matin. En outre, j'ai cette peur très présente de retomber dans une dépression profonde.

Commentaires du thérapeute

La dépression périnatale qui se manifeste soit pendant la grossesse soit juste après est beaucoup plus fréquente qu'on ne le croit, puisqu'une femme sur huit est sujette à ce type de dépression. Il faut noter qu'entre 30 et 60 % des femmes aux prises avec une dépression post-partum présentaient déjà des symptômes de dépression pendant leur grossesse.

Ces dépressions peuvent être déclenchées pour des raisons particulières, comme des problèmes de couple ou un décès, mais le plus souvent, ce n'est pas le cas. Elles n'ont pas vraiment de causes directes.

Le problème supplémentaire auquel la future maman déprimée doit faire face, c'est qu'elle ne se sent pas le droit d'être déprimée. Ses proches, ses amis et la société en général la « condamnent » à dire qu'elle est heureuse d'attendre un bébé, même si ce n'est pas le cas tous les jours, sous peine de paraître hors norme. À cause de cette contrainte, la future mère va taire son état alors que celui-ci ne peut que s'aggraver si elle ne peut en discuter éventuellement avec son conjoint, mais plus sûrement avec un (ou une) professionnell(e) spécialement formé(e) qui ne la jugera pas. S'il y avait une seule recommandation à vous faire, ce serait de ne jamais rester seule avec vos angoisses.

Que ce soit la future maman, le futur papa ou le couple en lui-même, tous vont devoir s'adapter à un bouleversement complet qu'est l'arrivée d'un bébé. Pour certaines personnes, ce nouvel environnement s'accompagne de sentiments contradictoires, peut-être même d'un rejet de l'enfant à naître ou d'une remise en cause identitaire très profonde qu'il va falloir affronter. La dépression est alors un signe de ce débordement émotionnel.

Certains médecins recommanderont de prendre des médicaments, c'est une solution qui dans certains cas n'est pas à exclure. Quoi qu'il en soit, l'hypnose et l'autohypnose ne peuvent que vous faire du bien et ceci sans effets secondaires.

PRENEZ SOIN DE VOUS

Durant cette période, il est important que vous preniez soin de vous, autant pour vous-même que pour votre bébé. Voici de petits exercices qui devraient vous y aider. Après avoir lu chacune des suggestions suivantes, fermez les yeux et laissez votre esprit faire le reste.

- ☞ Dans un premier temps vous allez vous focaliser sur votre respiration. Puis, tout en gardant les yeux fermés, vous allez compter à l'envers de 60 à 30. Ce dernier exercice va vous aider à vider votre esprit. Puis restez au calme aussi longtemps que possible.
- ☞ Dans votre album de souvenirs mental, vous allez sélectionner une image, si possible de votre enfance, qui vous rappelle un moment heureux. Essayez de reconstruire ce moment à partir non seulement de l'environnement dans lequel vous étiez, mais aussi du ressenti que vous avez pu avoir dans votre corps.
- ☞ Si vous aimez l'eau, imaginez-vous en train de flotter dans une eau qui est exactement à la température que vous aimez. Vous allez ressentir de plus en plus de légèreté. Concentrez-vous sur cette légèreté.

Un exemple de transe – Le ballon bleu

Afin de faciliter votre transe, vous pouvez lire le texte ci-dessous et laisser votre inconscient faire le reste, vous pouvez aussi l'enregistrer et le réécouter ou bien encore télécharger une version audio sur Internet en utilisant l'application proposée en page 2.

Fermez les yeux et utilisez l'une des techniques mentionnées plus haut pour entrer en transe. Respirez tranquillement, à votre rythme, et savourez en prenant votre temps.

Installez-vous confortablement sur votre siège préféré ou dans votre lit. Si vous êtes d'accord, vous allez fermer les yeux. Sinon, vous pouvez les laisser ouverts, cela n'a pas d'importance.

Vous pouvez sentir que votre corps est extrêmement tendu et je me permets de vous rappeler que vous n'êtes pas obligée de vous détendre ni de vous laisser aller. Respirez profondément, à votre rythme. Après quatre inspirations et quatre expirations, vous sentez que vos épaules se détendent un peu. Les muscles de votre dos qui jusque-là étaient noués se détendent eux aussi. Vos cuisses, vos jambes, vos bras, votre visage se détendent également peu à peu.

Même si une multitude de pensées traversent votre esprit, je vous propose de les laisser passer sans essayer de les arrêter. Tel un fleuve pollué, si vous les arrêtiez, cela ne ferait qu'augmenter les dégâts qu'elles peuvent faire.

Imaginez que vous avez à côté de vous une grande panière en osier hermétique et nous allons y déposer les tensions, les peurs et les angoisses qui se sont accumulées dans les milliards de cellules de votre corps. Pour ce faire, nous allons passer en revue chacune des parties de votre corps car loin de se limiter à votre cerveau, ces poisons se sont diffusés un peu partout. Pour commencer, je vous propose de récupérer dans les muscles de votre buste toutes les tensions, les peurs et les angoisses qui s'y sont accumulées. Puis de placer tous ces déchets dans la panière. Vous allez faire le même travail avec votre ventre, vos épaules, vos bras, vos fesses, vos jambes et vos pieds.

Une fois ce travail effectué, vous pouvez constater que la panière s'est remplie d'un liquide visqueux et nauséabond. Vous allez maintenant procéder au nettoyage de votre cerveau. Dans chacun des 85 milliards de neurones se sont entassés des poisons et des détritus, des tensions, des angoisses. Je vous propose de procéder à un nettoyage intensif. Cela peut prendre un peu de temps, mais le jeu en vaut la chandelle.

Une fois que vous aurez procédé à ce dernier nettoyage, je vous propose de faire un dernier tour au cas où vous auriez laissé des tensions, des peurs ou des angoisses et de les placer dans la fameuse panière. Une fois cela fait, vous allez la refermer hermétiquement et accrocher un gros ballon bleu gonflé à l'hélium. Vous allez alors constater que peu à peu, le ballon va entraîner la panière vers le ciel.

Sa montée est tout d'abord lente, puis de plus en plus rapide. Bientôt, elle se trouve à 4 mètres, 5 mètres du sol et elle continue à monter, monter entraînée par le ballon bleu. Peu à peu, elle est de plus en plus petite dans le ciel, et bientôt vous pouvez suivre ce petit point bleu qui s'éloigne de plus en plus jusqu'à disparaître totalement.

Vous vous sentez tout à coup légère, votre corps est léger, votre esprit est léger.

Vous allez maintenant imaginer que vous êtes sur une plage, allongée sur une serviette de bain avec le soleil qui vous chauffe tout le corps. Cette chaleur semble pénétrer toutes les cellules de votre corps. Vous sentez les rayons qui vous caressent et qui pénètrent chacune des milliards de cellules que comporte votre corps. C'est grâce à cette chaleur, grâce à ces rayons de soleil, que ces cellules trouvent leur énergie vitale.

Peu à peu, votre corps enfin nettoyé semble reprendre vie. Un peu à la façon dont les batteries se rechargent en accumulant d'électricité. Vous pouvez sentir comme une force neuve qui s'impose dans votre corps. Une force formidable faite de dynamisme, de joie, de plaisir.

Tout d'abord, il s'agit d'une sensation très diffuse dont vous avez du mal à vous rendre compte. Puis elle se précise, et vous pouvez sentir comme votre corps réagit à la manière d'un instrument de musique à la fois doux et sensible, fort et réactif. Vous êtes bien, très bien.

Vous pouvez entendre les bruits de la mer, le bruit des vagues qui viennent lentement se reposer sur la plage. Peut-être entendez-vous aussi le cri des mouettes, le bruit de cette douce brise tiède qui fait bouger les cocotiers.

Tout est à la fois très calme et plein d'énergie.

À un moment ou un autre peut-être allez-vous vous décider de vous baigner. Lorsque vous rentrez dans l'eau, elle est exactement la température que vous aimez. Vous pouvez vous laisser aller sans aucune hésitation. Laissez-vous flotter, laissez-vous bercer par les vagues. La puissance de la mer, elle aussi, vous communique une énergie insoupçonnée.

Peut-être aurez-vous envie de faire une brasse ou deux, ou sinon simplement de vous laisser flotter entre deux eaux et de vous sentir légère, légère. Cette sensation est des plus agréables car enfin vous pouvez vous laisser aller en sentant à la fois le repos, la passion et le plaisir, l'envie et la joie.

Vous vous sentez bien, très bien.

Lorsque vous allez regagner la pièce dans laquelle vous êtes, vous allez conserver ce sentiment de repos, de passion, de plaisir, d'envie, de joie et de sécurité.

Un autre scénario et un choix de mots

Après avoir lu cette ébauche de scénario alternatif, fermez les yeux et utilisez l'une des techniques mentionnées plus haut pour entrer en transe et laissez-vous aller, votre inconscient fera le reste.

Afin de faire votre propre transe, vous pouvez, si vous le voulez, imaginer une journée brumeuse où tout le paysage semble englué dans une tristesse infinie. Peu à peu, une brise légère se lève et le brouillard se dissipe lentement pour laisser la place à un soleil éclatant et un paysage paradisiaque.

Voici une liste de mots et expressions à parcourir, et non pas à mémoriser. Lorsque vous serez en transe, certains d'entre eux vous reviendront à l'esprit, n'hésitez pas à les laisser se glisser dans votre voyage hypnotique :

Sécurité, douceur, tendresse, agréable, liens,
paisible, sérénité, quiétude, tranquillité,
paix, confiance, affection, amour.

THÈME 4

LE TROISIÈME TRIMESTRE

Le troisième trimestre, qui commence à la 27e semaine jusqu'à l'accouchement, en général à la 40e semaine, est bien souvent dominé par l'impatience de voir arriver le nouveau-né. Ce qui pousse beaucoup de futures mamans à avoir envie de communiquer avec leur bébé. Celui-ci bouge de plus en plus et occupe une place de plus en plus importante dans le corps de la maman.

Des contractions trop fréquentes peuvent être le signe d'un risque d'accouchement prématuré qui entraîne, pour certaines futures mamans, l'obligation de rester couchées. D'un autre côté, l'inconfort corporel engendre bien souvent des insomnies et une très grande fatigue.

Il reste maintenant une grande étape que de nombreuses femmes enceintes redoutent, celle de l'accouchement et son lot d'incertitudes et de douleurs.

L'enfant, qui est dans la plupart des cas positionné la tête en bas, est prêt à entrer dans notre monde. Ses organes sont complètement développés et fonctionnels, il mesure en moyenne 50 cm et pèse environ 3,5 kg.

14

LE BÉBÉ SERA NORMAL ET EN BONNE SANTÉ

“ Le témoignage de Céline

Céline, 38 ans (extraits de la première séance)

Je suis enceinte de 8 mois et le terme approche à grands pas. Je devrais être heureuse et pourtant je n'arrive pas à profiter de ma grossesse. J'ai peur qu'à cause de mon âge, mon bébé ne soit pas normal. Toutes les analyses sont bonnes, mais malgré tout, je crains qu'on ne découvre quelque chose à la naissance.

Je crois que c'est devenu une véritable obsession. Je n'arrive pas à imaginer mon bébé et cela me fait peur. Le pire, c'est que je me sens coupable de tout ce qui se passe. J'aurais dû avoir cet enfant il y a quelques années. J'ai pris trop de temps avant de me décider. Il est vrai que je n'ai rencontré l'homme de ma vie qu'à 30 ans et au début nous n'étions pas très sûrs de notre relation. Puis une fois que nous nous sommes décidés à fonder une famille, il a fallu du temps pour que je tombe enceinte.

J'en viens à avoir des raisonnements absurdes. À me dire que cela m'est totalement égal que mon bébé soit beau ou pas, pourvu qu'il soit normal et en bonne santé. Je ne sais pas si je pourrais supporter un enfant anormal. Je sais que c'est horrible à dire, mais ces pensées me pourrissent la vie !

Quelques questions complémentaires

Brefs extraits de l'entretien que j'ai pu avoir avec Céline après son témoignage :

- Qu'est-ce qui vous fait craindre que votre enfant ne soit pas normal ?
- Peut-être mon âge ! Mais c'est avant tout une crainte abstraite. Même si les risques sont excessivement limités, je ne peux m'empêcher de penser au pire. Peut-être est-ce aussi une façon de conjurer le sort !
- Y a-t-il des signaux conscients ou inconscients qui vous paraissent de mauvais augure ?
- Le pire, c'est que je sens que profondément, en moi, je suis totalement confiante. Mais cela n'empêche pas que je ne peux pas évacuer cette inquiétude.
- Avez-vous l'impression que vous serez une maman inquiète ?
- Clairement, oui. J'imagine déjà pas mal de scénarios catastrophes qui me donnent des frissons dans le dos. Mais c'est aussi ma façon de fonctionner. Je suis en permanence inquiète de ce qui va se passer.

Commentaires du thérapeute

« Mon bébé va-t-il être normal ? » est une question que la plupart des mamans (et des papas) se posent à un moment ou un autre durant la grossesse. Il est étonnant de constater que la surmédicalisation des grossesses, qui multiplie les analyses de toutes sortes ainsi que les échographies, loin de rassurer les futures mamans, accroît bien souvent les angoisses.

Ces angoisses, dont l'intensité dépend des personnes, vont durer jusqu'à la naissance de l'enfant et même bien souvent après. Ce qu'il faut savoir, c'est que sous nos latitudes, environ 97 % des bébés viennent au monde sans complication et en bonne santé.

Bien que ce chiffre soit très élevé, ce ne sont que des statistiques et il subsiste une crainte que les choses tournent mal. Je me souviendrai toujours de la naissance de mes enfants et de ma réaction première de vérifier s'ils avaient bien le bon nombre de doigts et d'orteils. J'ai par la suite appris que c'est une réaction normale, même si elle peut prêter à sourire.

Le travail en autohypnose va consister à rassurer la future maman.

PRENEZ SOIN DE VOUS

Durant cette période, il est important que vous preniez soin de vous, autant pour vous-même que pour votre bébé. Voici de petits exercices qui devraient vous y aider. Après avoir lu chacune des suggestions suivantes, fermez les yeux et laissez votre esprit faire le reste.

- ☞ Vous allez imaginer que votre bébé est né, il est nu sur la table à langer et vous pouvez contempler son corps parfait. Il vous tend les bras en riant et vous ne pouvez vous empêcher de lui sourire à votre tour.
- ☞ Laissez-vous aller à lâcher prise et laissez passer les pensées dans votre esprit sans essayer de les arrêter. Puis sélectionnez une image dans votre imaginaire, une image douce et tranquille qui vous apaise. Profitez...
- ☞ Votre bébé a grandi, vous vous promenez avec lui en le tenant par la main dans un endroit que vous aimez particulièrement. Vous sentez comme le courant passe entre vous. C'est un moment de pur bonheur.

Un exemple de transe – La force de la nature

Afin de faciliter votre transe, vous pouvez lire le texte ci-dessous et laisser votre inconscient faire le reste, vous pouvez aussi l'enregistrer et le réécouter ou bien encore télécharger une version audio sur Internet en utilisant l'application proposée en page 2.

Fermez les yeux et utilisez l'une des techniques mentionnées plus haut pour entrer en transe. Respirez tranquillement, à votre rythme, et savourez en prenant votre temps.

Je vous propose de vous asseoir dans votre imaginaire dans un jardin extraordinaire. Un jardin où poussent des fruits et des fleurs multicolores. Je vous propose d'assister à la lente éclosion de tous ces fruits et de toutes ces fleurs.

Regardez cette fleur magnifique, épanouie. Elle a tout d'abord été une petite graine qui a grandi dans la terre jusqu'à donner un bourgeon. Ce bourgeon à son tour s'est développé jusqu'à donner cette fleur aux pétales magnifiques qui embaume l'air environnant. C'est le miracle de la nature qui sait exactement ce qu'il faut faire, et quand il faut le faire.

De même, lorsque vous regardez ces cerises juteuses accrochées à leurs branches, vous pouvez imaginer toutes les transformations que la nature a su gérer pour donner ce fruit délicieux à partir d'une simple fleur accrochée à sa branche.

C'est une forme de miracle que la nature accomplit depuis des milliards d'années. Elle sait ce qu'il faut faire, elle sait ce qu'elle doit faire. Faites-lui confiance tout comme elle vous fait confiance. Vous pouvez vous sentir en parfaite sécurité, en parfaite harmonie avec l'univers.

Ce que nous dit la physique quantique, c'est que cette communication est universelle, car tous nos atomes sont reliés les uns aux autres.

Que ce soit ceux du plus petit des grains de sable ou ceux de la plus grande des galaxies, que ce soit votre enfant, vous-même, ou nos lointains ancêtres, il existe un lien indéfectible entre tous. Et ce lien fait que la perfection se transmet d'une génération à une autre, d'un parent à son enfant, de vous à votre enfant.

La perfection est universelle. Elle se diffuse d'un bout à l'autre de la planète, d'un bout à l'autre de l'univers. Tout a été, tout est et sera parfait. Vous pouvez avoir confiance dans la reproduction universelle qui assure la survie des espèces.

Votre bébé sera beau, intelligent, tendre et en bonne santé.

Vous vous sentez bien, très bien, et lorsque vous allez revenir dans la pièce, vous aurez un sentiment de sécurité, de perfection et de tendresse.

Un autre scénario et un choix de mots

Après avoir lu cette ébauche de scénario alternatif, fermez les yeux et utilisez l'une des techniques mentionnées plus haut pour entrer en transe et laissez-vous aller, votre inconscient fera le reste.

Afin de faire votre propre transe, vous pouvez, si vous le voulez, imaginer un poulain qui vient de naître. Il semble fragile sur ses longues pattes démesurées. La jument le regarde avec admiration, prête à intervenir au moindre danger. Les pattes du poulain sont tout d'abord vacillantes, puis de plus en plus fermes. Peu à peu, toute la force et la puissance qui étaient déjà là à sa naissance vont s'épanouir et rayonner. Jusqu'au jour où tous ses muscles se seront développés et vous pouvez le voir magnifique et puissant dans la campagne au lever du soleil dans une atmosphère idyllique en parfaite sécurité.

Voici une liste de mots et expressions à parcourir, et non pas à mémoriser. Lorsque vous serez en transe, certains d'entre eux vous reviendront à l'esprit, n'hésitez pas à les laisser se glisser dans votre voyage hypnotique :

Sécurité, quiétude, sérénité, confiance, sain, bien portant, robuste, tonique, frais, florissant, équilibré, vigoureux, doué, beau, radieux, pétillant, lumineux.

15

RESTER COUCHÉE

❝ Le témoignage de Pauline

Pauline, 27 ans (extrait de la première séance qui s'est déroulée à domicile)

Depuis la 25e semaine, je suis condamnée à rester couchée. C'est mon utérus qui me joue des tours. En outre, j'ai des contractions. Mon gynéco a été catégorique, je dois rester couchée, sinon mon bébé risque de naître prématuré.

Au début, j'ai cru que ce serait une partie de plaisir de pouvoir enfin me reposer, mais il m'a fallu très vite déchanter.

Tout d'abord, il y avait l'angoisse que mon bébé puisse naître très prématuré, et il y a l'ennui. J'ai pensé que j'allais enfin pouvoir lire tous mes livres en retard, regarder mes séries préférées et juste me la couler douce. Mais en réalité, passés les premiers jours, tout cela a commencé à me paraître fastidieux.

Je passe mes journées à attendre le retour de mon homme et quand il arrive, je n'ai pas grand-chose à lui raconter et lui non plus d'ailleurs. C'est un peu comme si nous vivions dans deux mondes différents, moi cloîtrée et lui qui a des relations sociales.

Au début, les copines passaient me voir ou me téléphonaient fréquemment, mais avec le temps, comme je n'ai pas grand-chose à leur dire, elles semblent s'être lassées.

La seule chose qui me fait tenir le coup, c'est de savoir que je fais cela pour le bien de mon bébé et que chaque jour qui passe est un jour de gagné.

Il m'arrive fréquemment d'avoir des coups de blues, mais j'essaie de rester positive, car je sais pertinemment que mon petit bout de chou ressent tout ce que je peux ressentir et je n'ai pas envie qu'il soit influencé par de mauvaises vibrations.

Quelques questions complémentaires

Brefs extraits de l'entretien que j'ai pu avoir avec Pauline à la suite de son témoignage :

- Vous est-il arrivé de rêver de pouvoir rester au lit longtemps ?
- Tout à fait, lorsque le réveil sonne le matin, en temps normal, je n'ai qu'une envie celle de rester au lit. Mais là, je crois que c'est un peu trop.
- Combien de temps vous aurait-il fallu pour vous reposer vraiment ?
- C'est difficile à dire, mais lorsque nous n'avions pas d'enfant, il nous arrivait parfois de passer le week-end au lit et c'était des plus agréables.
- Est-ce que vous avez un passe-temps favori qui puisse se pratiquer au lit ?
- Oui (rires). Mais dans les conditions actuelles, ce n'est pas possible. Et le problème c'est que même si j'adore lire, je ressens le fait de

ne pas pouvoir me lever comme une contrainte qui finit par être insupportable. En outre, je ne suis pas tranquille, car j'ai peur à tout instant d'accoucher prématurément.

Commentaires du thérapeute

Une des inquiétudes des futures mamans est d'être obligée de rester couchée durant une partie de leur grossesse. Les causes qui vont pousser le gynécologue à recommander l'alitement sont en général liées au risque d'accouchement prématuré. Ce risque se manifeste par une modification du col de l'utérus avant le huitième mois de grossesse associé à des contractions régulières et douloureuses. Il peut aussi s'agir d'une rupture prématurée de la poche des eaux ou de malformations utérines.

La future maman est alors soumise à une épreuve psychologique : d'une part, à la peur d'accoucher trop tôt, d'autre part au fait de se retrouver seule, incapable de bouger avec bien souvent un ennui profond. Cette période est particulièrement difficile, surtout si elle s'accompagne d'une hospitalisation. En France, environ 10 % des femmes enceintes doivent rester alitées pour permettre à leur enfant de naître à terme.

Le travail en autohypnose va consister à aider la future maman à prendre son mal en patience, mais aussi à diminuer son inquiétude.

PRENEZ SOIN DE VOUS

Durant cette période, il est important que vous preniez soin de vous, autant pour vous-même que pour votre bébé. Voici de petits exercices qui devraient vous y aider. Après avoir lu chacune des suggestions suivantes, fermez les yeux et laissez votre esprit faire le reste.

- ☞ Vous allez imaginer que vous êtes tout à fait capable de vous lever et dérouler dans votre imaginaire la journée que vous auriez pu passer.
- ☞ Dans votre album mental de souvenirs, retrouvez une journée durant laquelle vous vous êtes dépensée sans compter. Retrouvez ce moment délicieux où vous avez pu enfin vous allonger et profiter de votre lit.
- ☞ Dans ce même album de souvenirs, retrouvez ces week-ends que vous avez pu passer au lit ainsi que toutes les activités auxquelles vous avez pu vous livrer durant ces quelques jours.

◎ Un exemple de transe – Le temps élastique

Afin de faciliter votre transe, vous pouvez lire le texte ci-dessous et laisser votre inconscient faire le reste, vous pouvez aussi l'enregistrer et le réécouter ou bien encore télécharger une version audio sur Internet en utilisant l'application proposée en page 2.

Fermez les yeux et utilisez l'une des techniques mentionnées plus haut pour entrer en transe. Respirez tranquillement, à votre rythme, et savourez en prenant votre temps.

Vous allez imaginer que vous êtes sur une plage allongée au soleil, détendue. Vous êtes à l'ombre pour éviter les coups de soleil et vous entendez le bruit de la mer. Le bruit des vagues qui vont et viennent. Les vagues qui vont et viennent.

Vous vous sentez bien et détendue, complètement détendue. Le ciel est bleu, de petits nuages flottent entre le ciel et la mer. Dans le soleil brillent les cocotiers qui bougent au rythme d'une brise qui vient de la mer. Il fait beau et vous vous sentez bien. À côté de vous une boisson fraîche que vous aimez et dont vous buvez quelques gorgées quand ça vous chante.

Vous allez bien, très bien. Vous êtes détendue, complètement détendue.

Je vous propose maintenant que dans votre rêve éveillé vous alliez vous promener au bord de la mer, les pieds dans les vagues qui vont et viennent. Vous vous avancez jusqu'au niveau des chevilles et vous sentez cette eau à la température que vous aimez, qui vient caresser votre peau. Cette caresse est douce et paisible. Puis vous vous laissez aller dans cette eau tranquille et paisible.

Dans cette eau qui vous enveloppe, votre corps ne pèse plus rien, il n'existe plus. Vous êtes en apesanteur et c'est très agréable. Laissez-vous flotter, laissez-vous aller.

Regardez le ciel, il est bleu, bleu profond. Les mouettes font du surplace, les palmiers et les cocotiers bougent tout doucement. Peut-être y a-t-il quelqu'un sur la plage, je ne sais pas et cela importe peu, l'essentiel est que vous vous sentiez bien et détendue.

De nombreux souvenirs vous reviennent à l'esprit, des souvenirs de vacances à la mer. Laissez-les venir, laissez-vous envahir par ses lointaines sensations de bien-être et de détente. Profitez du moment, profitez du moment.

Et c'est bon de pouvoir ainsi flotter avec cette légèreté qui vous enveloppe, qui enveloppe votre corps. Cette légère brise qui fait du bien et vous caresse. Vous vous sentez bien, très bien, totalement détendue, totalement détendue. Et dans quelques semaines lorsque vous serez chez vous, peut-être irez-vous sur cette plage avec votre nouveau-né afin qu'il découvre avec vous la mer, le soleil et le sable. Afin qu'il découvre les douceurs de la nature et la douceur de la mère.

Vous êtes détendue, complètement détendue.

Alors que votre bébé est bien accroché, il est en vous pour quelques semaines encore, bien au chaud et protégé. Il est bien, très bien. De même que vous êtes bien, très détendue.

Le temps passe et vous verrez que les semaines se transforment en jours et les jours deviennent des heures et les heures deviennent des minutes et enfin, les minutes ne sont plus que des secondes.

Le temps réel n'existe pas, le temps n'existe pas. C'est vous qui le déterminez. Il est à la fois infini et fini. Il passe vite très vite.

Quand vous allez revenir dans la pièce, vous allez conserver ce temps qui, tel un élastique, se tend et se détend. Vous allez conserver la légèreté de l'air, la tranquillité et la paix.

Un autre scénario et un choix de mots

Après avoir lu cette ébauche de scénario alternatif, fermez les yeux et utilisez l'une des techniques mentionnées plus haut pour entrer en transe et laissez-vous aller, votre inconscient fera le reste.

Afin de faire votre propre transe, vous pouvez imaginer que vous êtes transportée dans un lieu agréable dans lequel vous avez passé une période paisible et douce. Ce peut être des vacances ou un lieu de votre enfance. L'idée est de s'échapper des quatre murs qui vous entourent et de vous replonger dans une atmosphère que vous avez appréciée.

Voici une liste de mots et expressions à parcourir, et non à mémoriser. Lorsque vous serez en transe, certains d'entre eux vous reviendront à l'esprit, n'hésitez pas à les laisser se glisser dans votre voyage hypnotique :

Plaisir, joie, divertissement, délice, bien-être, jouissance, satisfaction, distraction, promenade, plaisance, loisirs.

16

LA COMMUNICATION ENTRE LA MAMAN ET LE BÉBÉ AVANT LA NAISSANCE

« Le témoignage de Delphine

Delphine, 28 ans (extraits de la deuxième séance)

Je suis à huit mois de grossesse. Tout se passe plutôt bien même si, par moments, j'ai l'impression de ressembler à un cachalot échoué sur une plage. Depuis quelque temps déjà, je sens mon bébé bouger dans mon ventre. Grâce à l'échographie, nous savons que c'est un petit garçon que nous attendons avec impatience.

Même s'il est très présent, j'aimerais pouvoir communiquer avec lui. Je sais que c'est un peu illusoire, mais j'ai l'impression que cela le rendrait encore plus réel et que cela me permettrait d'établir des liens avec lui beaucoup plus forts.

Lorsque je mentionne cette envie à ma maman, elle sourit avec indulgence me dit que j'aurai bien le temps d'établir une communication avec mon fils lorsqu'il sera né. Je ne sais pas pourquoi, peut-être est-ce dû à mon impatience naturelle, mais j'ai très envie de pouvoir parler avec lui et ceci dès maintenant. Bien sûr, je le fais déjà (même si j'évite de le faire devant mon mari pour ne pas qu'il se moque de moi...), mais il me semble que cette communication verbale reste très limitée.

Être maman est quelque chose qui m'inquiète un peu, en particulier parce qu'il s'agit d'un garçon. Pour moi, qui ai deux sœurs, c'est un monde étrange qui s'annonce. C'est pour ça que j'aimerais pouvoir établir un lien avec lui avant même qu'il ne soit né.

+ Quelques questions complémentaires

Brefs extraits de l'entretien que j'ai pu avoir avec Delphine après son témoignage :

- Pourquoi cette envie de communiquer avec votre bébé ?
- Pour plusieurs raisons. Tout d'abord, je suis impatiente de faire sa connaissance, ensuite, je me dis que c'est une occasion unique d'établir un lien avec lui. Et que lorsqu'il sera né, je suis bien consciente qu'il deviendra une personne autonome et qu'il « m'échappera ».
- Qu'avez-vous à lui dire ?
- J'ai envie de lui dire que je l'aime, que je l'attends avec impatience, qu'il est le bienvenu et... toutes sortes d'autres secrets que je n'oserai pas lui dire lorsqu'il sera là.

Commentaires du thérapeute

Durant la période de gestation, le lien qui existe entre la maman et l'enfant est très fort, même s'il peut demeurer inconscient. À tout moment, ces deux êtres interagissent. Ils vivent les émotions, les peurs et les moments de tendresse au même rythme. Dans ces moments-là, la future maman peut ressentir l'envie, surtout s'il s'agit d'une première grossesse de communiquer d'une manière plus consciente avec son bébé.

Si vous êtes dans ce cas, l'état de conscience modifiée que sont les transes va permettre cette communication. Une communication plus fine et plus profonde que celle que la maman pratique quotidiennement d'une manière consciente ou inconsciente. Pour cela, il est important que la transe soit suffisante pour qu'il y ait un lâcher-prise, c'est-à-dire que le conscient cesse de vouloir communiquer d'une façon « logique » avec le bébé pour laisser la place à une communication non verbale profonde entre les deux êtres.

PRENEZ SOIN DE VOUS

Durant cette période, il est important que vous preniez soin de vous, autant pour vous-même que pour votre bébé. Voici de petits exercices qui devraient vous y aider. Après avoir lu chacune des suggestions suivantes, fermez les yeux et laissez votre esprit faire le reste.

- ☞ Imaginez que votre bébé est né, il est encore tout petit, et vous pouvez lui parler longuement. Il semble vous comprendre et vous sourit tendrement.
- ☞ Mettez vos deux mains sur le ventre, détendez-vous, et laissez l'énergie passer de votre bébé à vous-même et inversement. Ne cherchez pas à la détecter, elle est présente et circule librement de l'un à l'autre.
- ☞ Choisissez un moment où vous êtes au calme, et entamez une conversation mentale avec votre bébé. Vous allez sentir que loin d'être monologue, il s'instaure une forme de dialogue dont vous n'avez pas vraiment le contrôle. Appréciez sans vous poser de questions.

Un exemple de transe – Tendre communication

Afin de faciliter votre transe, vous pouvez lire le texte ci-dessous et laisser votre inconscient faire le reste, vous pouvez aussi l'enregistrer et le réécouter ou bien encore télécharger une version audio sur Internet en utilisant l'application proposée en page 2.

Fermez les yeux et utilisez l'une des techniques mentionnées plus haut pour entrer en transe. Respirez tranquillement, à votre rythme, et savourez en prenant votre temps.

Imaginez le plafond de votre chambre. Il est peut-être blanc ou d'une autre couleur, uni ou en relief, cela n'a aucune importance. Laissez vos yeux fermés et tournés vers le plafond. Laissez-vous pénétrer de sa blancheur et peut-être, je dis bien peut-être, votre esprit va-t-il sombrer de plus en plus dans l'inconscience. Si ce n'est pas le cas, cela n'a aucune importance.

Par-delà le plafond de la pièce dans laquelle vous vous trouvez, vous pouvez imaginer l'immensité de l'univers. Cet univers peuplé d'une multitude de planètes, de soleils, de galaxies et de milliards d'atomes qui se déplacent dans un chaos apparent.

Vous avez sans doute entendu parler de la théorie quantique, mais si ce n'est pas le cas, cela n'a pas d'importance. Ce qu'elle nous dit, c'est qu'il existe entre tous ces éléments de l'univers un lien invisible mais fort qui fait que chaque atome interagit l'un avec l'autre, que chacune des cellules de votre corps interagit avec celles de votre enfant, avec les atomes de l'univers dont vous êtes tous les deux le centre.

Dans ce flux d'énergie perpétuelle, le lien qui existe entre vous est un lien à nul autre pareil. Point besoin de mots, de phrases, tout se passe dans l'énergie. Une énergie sensuelle qui vous lie l'un à l'autre.

Vous sentez peu à peu votre corps s'engourdir, se détendre, peut-être même disparaître. Comme vos paupières sont fermées, votre regard se tourne vers l'intérieur de vous-même. Vous pouvez peut-être imaginer les milliards de cellules de votre corps, qui peu à peu s'apaisent de leur incessante mobilité. Elles sont devenues des récepteurs d'émotion et d'activité.

Vous pouvez aussi sentir de plus en plus la présence de votre enfant tout doucement enveloppé dans le liquide amniotique. Il vous écoute. Il écoute les battements de votre cœur, les mouvements de votre corps, le mouvement de vos cellules.

En même temps, de votre côté, vous pouvez sentir que vous êtes à l'écoute de son corps, de son esprit, de son être profond. C'est alors que vos cellules et ses cellules, dans la tranquillité ambiante, se mettent à communiquer. Elles sont des milliards à le faire, aussi bien en vous qu'en votre enfant.

Cette communication profonde est douce et tendre. Vous vous sentez en lien avec votre enfant, de même qu'il est en lien avec vous. Comme si vous étiez un même être, une même personne, tout en étant deux êtres et deux personnes différentes.

Il a mille choses à vous dire, tout comme vous avez, vous aussi, mille choses à lui dire. Des mots d'amour, de tendresse. Vous vous sentez proches l'un de l'autre, et c'est bon, très bon. Cette fusion est chaude et rassurante. Vous pouvez tout lui confier, tout comme il peut tout vous dire. C'est bon, cette confiance mutuelle, ce lien unique entre vous.

Laissez-vous aller. Laissez-vous aller à ce dialogue qui s'établit entre vous et votre enfant, entre votre enfant et vous. Tout est calme, tranquille, harmonieux. Calme, tranquille, harmonieux.

Profitez de ces instants pour vous laisser aller et peu à peu revenir dans la pièce tout en gardant le contact avec votre bébé.

Un autre scénario et un choix de mots

Après avoir lu cette ébauche de scénario alternatif, fermez les yeux et utilisez l'une des techniques mentionnées plus haut pour entrer en transe et laissez-vous aller, votre inconscient fera le reste.

Afin de faire votre propre transe, une autre idée pourrait être celle où vous imaginez que votre bébé est déjà près de vous et que vous le tenez confortablement dans vos bras. Vous vous sentez tous les deux en parfaite sécurité, en parfaite communion. Même s'il ne sait pas encore parler, à travers son regard, grâce à la chaleur de son corps, à son souffle, vous entrez en communication.

Voici une liste de mots et expressions à parcourir, et non pas à mémoriser. Lorsque vous serez en transe, certains d'entre eux vous reviendront à l'esprit, n'hésitez pas à les laisser se glisser dans votre voyage hypnotique :

Échange, communication, tendresse, douceur, profondeur, proximité, amour, lien, union.

17

LES INSOMNIES

“ Le témoignage de Rose

Rose, 28 ans (extraits de la première séance)

Moi qui ai toujours été une grande dormeuse, depuis que je suis enceinte, je fais des insomnies à répétition.

En général, je me réveille vers 2 h 30 du matin pour aller uriner et après... impossible de me rendormir jusqu'à 7 heures. Manque de chance, c'est à ce moment-là que mon petit Jules, qui a deux ans, décide de se réveiller et c'est la galère. Heureusement que mon mari travaille à la maison et qu'il peut prendre soin de notre petit pendant quelques heures.

Je suis totalement épuisée et même si j'essaie de profiter de la sieste de Jules pour me recoucher, cela n'est absolument pas suffisant.

J'ai essayé toutes sortes de remèdes, de trucs, mais rien n'y fait. Il me reste encore un mois et demi avant d'accoucher, mais je ne sais vraiment pas comment je vais pouvoir me reposer. En outre, si le bébé est comme Jules, qui a eu besoin de huit mois pour faire ses nuits : bonjour la galère !

Quelques questions complémentaires

Brefs extraits de l'entretien que j'ai pu avoir avec Rose après son témoignage :

- Qu'est-ce qui vous gêne le plus dans le fait de ne pas dormir ?
- Tout d'abord, cela a pour effet d'accroître mes angoisses et puis je suis totalement épuisée le lendemain.
- Que faites-vous lorsque vous êtes réveillée en pleine nuit ?
- J'ai tout essayé ! Sur les conseils de ma mère, j'ai tenté de me recoucher et de laisser le sommeil revenir. Résultat : je restais des heures les yeux ouverts à attendre le sommeil. Maintenant, lorsque je vois que je ne peux pas me rendormir, je regarde la télé, où je lis et quand je sens des petits picotements dans les yeux, je me précipite au lit pour essayer de dormir. En général, cela ne marche pas.

Commentaires du thérapeute

Il y a de multiples raisons pour lesquelles vous n'arrivez pas à dormir durant votre grossesse : l'inconfort d'un corps qui devient de plus en plus imposant, les angoisses liées à votre état, l'envie fréquente d'uriner, les nausées... Plus vous vous répétez « Je veux dormir » pour essayer de vous endormir, moins vous dormez. Car au fur et à mesure que le temps passe, vous vous crispez davantage. Résultat, c'est l'effet inverse qui se produit : le sommeil s'éloigne. Les problèmes de sommeil peuvent prendre différentes formes comme l'incapacité à s'endormir ou à se rendormir en pleine nuit et les réveils prématurés.

Sachez qu'un nombre normal d'heures de sommeil n'existe pas. La durée du sommeil varie en effet d'un individu à l'autre. Ainsi, si vous ressentez une intense fatigue durant la journée, c'est que vous ne dormez pas suffisamment. En revanche, si vous êtes en pleine forme après une petite nuit, c'est sans doute que votre corps réclame moins d'heures de sommeil que ce qui est préconisé dans les livres ou que vous avez pu constater chez les autres !

L'autohypnose vous offre une alternative simple et efficace pour venir à bout de vos insomnies.

La transe proposée ci-dessous peut être réalisée durant la journée pour faciliter l'arrivée du sommeil le soir venu. Vous pouvez aussi l'utiliser au moment de vous coucher ou, si vous vous réveillez la nuit, pour vous rendormir plus rapidement.

PRENEZ SOIN DE VOUS

Durant cette période, il est important que vous preniez soin de vous, autant pour vous-même que pour votre bébé. Voici de petits exercices qui devraient vous y aider. Après avoir lu chacune des suggestions suivantes, fermez les yeux et laissez votre esprit faire le reste.

- ☞ La prochaine fois que vous vous réveillerez en pleine nuit, acceptez de ne pas dormir. Ne restez pas sans rien faire et faites ce qu'il vous plaît. C'est un moment idéal durant lequel vous ne serez pas dérangée.
- ☞ Après une nuit qui vous a paru difficile, essayez durant la journée de faire des micro-siestes. Inutile d'essayer de dormir pendant des heures, mais quelques minutes peuvent être suffisantes pour se retaper.
- ☞ Si vous réveillez au milieu de la nuit, écoutez en boucle la transe qui vous est proposée à la page suivante.

Un exemple de transe – Et l'univers s'endort avec vous

Afin de faciliter votre transe, vous pouvez lire le texte ci-dessous et laisser votre inconscient faire le reste, vous pouvez aussi l'enregistrer et le réécouter ou bien encore télécharger une version audio sur Internet en utilisant l'application proposée en page 2.

Fermez les yeux et utilisez l'une des techniques mentionnées plus haut pour entrer en transe. Respirez tranquillement, à votre rythme, et savourez en prenant votre temps.

Allongez-vous sur votre lit et trouvez une position qui vous convient. Je sais que ce n'est pas chose facile, mais essayez tout de même. L'essentiel est que vous soyez bien, ou tout du moins aussi bien que possible.

Je tiens à vous rappeler que vous n'êtes pas obligée de vous détendre, de même que vous n'êtes pas obligée de vous laisser aller.

Fermez les yeux. Vous allez sentir vos épaules qui peu à peu vont se détendre. Chacun des muscles de votre dos qui étaient jusque-là noués va sûrement se relâcher. Toutes les tensions de votre corps vont elles aussi disparaître, un peu comme la neige fond au soleil.

Je vais maintenant compter de 54 à 41, écoutez simplement ma voix et laissez-vous porter par elle. Si par hasard des pensées venaient traverser votre esprit, laissez-les passer sans essayer de les arrêter. Cela n'a absolument aucune importance.

54 – 53 – 52 – 51 – 50 – 49 – 48 – 47 – 46 – 45 – 44 – 43 – 42 – 41.

Alors que vous avez toujours les yeux fermés, vous allez imaginer que vous êtes dans un lit douillet qui épouse les formes de votre corps. Il vous enveloppe avec douceur et tendresse. Vous pouvez vous laisser aller.

À l'extérieur, il fait chaud et vous pouvez entendre le chant des grillons dans les champs. Parfois, une odeur de lavande vient chatouiller vos narines. La pièce dans laquelle vous êtes est exactement à la température que vous aimez. Elle est plongée dans la pénombre et vous pouvez apprécier ce repos, cette tranquillité, cette paix.

Vous sentez sous vos doigts la douceur des draps parfumés. C'est agréable, cela permet de vous détendre un peu plus encore. Dans votre bouche, vous goûtez encore les doux parfums du repas que vous venez de prendre ou de la boisson que vous venez de boire. Tout est calme, tranquille, paisible.

Dans cette atmosphère de tranquillité et de sécurité, vous sentez combien vous êtes bien et combien une envie de vous assoupir envahit peu à peu votre corps. Vous êtes bien, très bien.

Vous pouvez vous imaginer flottant dans l'eau ou dans les airs. Votre corps a perdu toute consistance. Vous ne faites plus qu'un avec l'univers, avec votre univers, vous en êtes le centre. Vous y êtes en parfaite sécurité. Cette légèreté ne fait qu'accroître le rêve de sommeil, de tendresse, de douceur.

Des couleurs passent devant vos yeux comme un arc-en-ciel merveilleux. Vous n'avez plus besoin de contrôler quoi que ce soit, vous pouvez vous laisser aller. Tout n'est que calme, douceur et quiétude. Vous allez dans un instant dormir profondément en relâchant toutes vos cellules. Ces milliards de cellules que comporte votre corps une fois débarrassées des tensions s'endorment elles aussi, comme des milliards d'étoiles accrochées au firmament.

Je vais de nouveau compter de 10 jusqu'à 1 et au fur et à mesure où je vais compter, vous allez descendre un peu plus profondément dans le sommeil : 10 – 9 – 8 – 7 – 6 – 5 – 4 – 3 – 2 – 1.

Je vais arrêter de parler pendant quelques instants de façon à vous laisser la possibilité de laisser vagabonder votre inconscient dans cette atmosphère de tranquillité et de quiétude.

...

Voilà, très bien ! Vous vous sentez détendue, complètement détendue. Vos paupières sont de plus en plus lourdes. Et vous sentez le sommeil qui arrive tout doucement. Il vous envahit avec tendresse et précaution. Vous allez dormir, car c'est de cela que votre corps a envie, car c'est cela que votre inconscient veut.

Rien ne saurait arrêter ces douces vagues de sommeil qui peu à peu envahissent notre cerveau, votre corps, vos cellules. Tout l'univers s'endort avec vous dans une douce quiétude de paix, en toute tranquillité.

Vous vous sentez en parfaite sécurité. Et c'est bon d'être ainsi, c'est bon de se laisser aller.

Tout en restant présent, je vais m'éclipser tout doucement. Peut-être, dans votre sommeil, continuerez-vous à entendre ma voix, peut-être va-t-elle s'estomper assez rapidement. Cela n'a aucune d'importance. Vous sentez cette douce langueur qui vous envahit, vous êtes bien, très bien. Dormez, dormez !

Un autre scénario et un choix de mots

Après avoir lu cette ébauche de scénario alternatif, fermez les yeux et utilisez l'une des techniques mentionnées plus haut pour entrer en transe et laissez-vous aller, votre inconscient fera le reste.

Afin de faire votre propre transe, vous pouvez, si vous le voulez, imaginer que vous êtes devant un grand écran ou au cinéma, vous pouvez imaginer que sur cet écran, vous voyez quelqu'un qui vous ressemble, mais qui n'est pas vous, qui s'endort doucement. Vous allez la regarder dormir et imaginer, si cela vous fait envie, les rêves qui traversent son sommeil.

Voici une liste de mots et expressions à parcourir, et non pas à mémoriser. Lorsque vous serez en transe, certains d'entre eux vous reviendront à l'esprit, n'hésitez pas à les laisser se glisser dans votre voyage hypnotique :

Assouplissement, engourdissement, léthargie, repos, somnolence, torpeur, calme, torpeur, langueur, inertie, sommeil, hypnose.

18

LES DOULEURS DE L'ACCOUCHEMENT

❝ Le témoignage de Clémence

Clémence, 28 ans (extraits de la troisième séance)

Je dois accoucher dans six semaines et plus le temps passe, plus je panique à l'idée des douleurs qui m'attendent. En temps normal, je ne suis pas une douillette, mais les descriptions que l'on a pu me faire de l'accouchement, et ce que j'en sais par ailleurs, m'angoissent terriblement. J'ai l'impression que jamais je ne survivrai à de telles douleurs.

Quand je lis les commentaires des femmes sur Internet à propos de leur accouchement, leurs réactions ne sont guère encourageantes. La plupart d'entre elles parlent de douleurs atroces, insupportables. Même si ma mère essaie d'atténuer leurs dires, il n'en demeure pas moins que cela ne semble pas être une partie de plaisir.

Par moments, ma peur de ces douleurs me fait regretter d'être enceinte. Même si je me dis que cela ne doit pas être aussi terrible que ça puisque l'humanité continue de procréer, et que chaque jour des millions de femmes accouchent et en plus recommencent, mais cela ne parvient pas à apaiser mes craintes.

Il faut bien que je le reconnaisse, tout me fait peur dans l'accouchement. C'est quelque chose d'inconnu pour moi, même si j'ai pu voir des films, en entendre parler par des amies, ou lire des articles dans des magazines. Pour l'instant, ce qui focalise toutes mes angoisses, c'est la peur d'avoir mal. Mais quand je me laisse aller à mes angoisses, j'ai peur qu'il arrive quelque chose durant l'accouchement, que la péridurale me laisse paralysée, que l'enfant n'arrive pas à sortir ou qu'il soit anormal.

J'ai fait une préparation à la naissance avec mon mari qui sera là le jour de l'accouchement. Bien sûr, j'ai demandé une péridurale, mais, malgré tout, mes craintes subsistent : et si la péridurale n'était pas possible, et si elle n'était pas suffisante pour diminuer ma douleur, et si...

✚ Quelques questions complémentaires

Brefs extraits de l'entretien que j'ai pu avoir avec Clémence après son témoignage :

- Qu'est-ce qui vous fait le plus peur dans l'accouchement ?
- Je crois que tout me fait peur : depuis le fait d'accoucher en route en allant à la maternité, le fait d'avoir mal, que mon bébé ne se présente pas bien, qu'il ait le cordon ombilical enroulé autour du cou, que je fasse une hémorragie, que la péridurale ne prenne pas...
- Est-ce que vous pouvez imaginer que tout se passera bien ?
- C'est une chose qui ne m'est pas très facile à imaginer car il y a tellement d'impondérables en si peu de temps que je ne comprends pas comment font les femmes pour accoucher sans problème.
- Qu'est-ce qui pourrait vous rassurer ?
- De savoir que je ne suis pas toute seule, c'est-à-dire qu'il y a à la fois mon mari, la sage-femme, mon obstétricien, et les infirmières.

Je crois que si je suis entourée, mon angoisse sera peut-être moindre.

– Et la peur de la douleur dans tout cela ?
– Elle est totalement présente et me laisse complètement tétanisée. Je sais que, au contraire, je devrais me relâcher, mais *a priori*, j'ai l'impression que je n'en serais pas capable...

Commentaires du thérapeute

Une grande partie des femmes enceintes ressentent des inquiétudes, voire des angoisses par rapport aux douleurs de l'accouchement à des degrés plus ou moins forts. Même si la péridurale a apporté une certaine forme de soulagement aux femmes qui accouchent, il n'en demeure pas moins que la crainte de la douleur reste toujours très présente. Avec toujours le même questionnement : est-ce que la péridurale sera suffisamment forte pour vaincre la douleur ?

Et puis il y a les futures mamans qui ne veulent pas de la péridurale parce qu'elles considèrent que le risque est trop important, ou parce qu'elles n'ont pas envie de perdre le contrôle à ce moment si important de leur vie.

Il est essentiel de bien anticiper cet événement majeur, en particulier en assistant aux cours de préparation à la naissance qui, s'ils ne résolvent pas tous les problèmes, permettent de mieux comprendre les mécanismes qui sont en jeu et de mieux gérer la douleur.

L'hypnose et l'autohypnose, quant à elles, vont être d'une aide importante durant ce passage difficile, car elles vont permettre de diminuer les sensations de douleur, et surtout de rétablir un peu de calme dans un moment qui ne l'est pas.

PRENEZ SOIN DE VOUS

Durant cette période, il est important que vous preniez soin de vous, autant pour vous-même que pour votre bébé. Voici de petits exercices qui devraient vous y aider. Après avoir lu chacune des suggestions suivantes, fermez les yeux et laissez votre esprit faire le reste.

- ☞ Retrouvez votre *safe place* (voir partie 2, pages 30 et 43), c'est-à-dire l'endroit dans lequel vous vous sentez en parfaite sécurité, protégée de tout et de tous. Réfugiez-vous dans cet endroit.
- ☞ Respirez régulièrement et fixez votre attention sur votre respiration. À intervalles plus ou moins réguliers, prenez trois inspirations profondes de façon à bien oxygéner votre cerveau.
- ☞ Retrouvez dans votre album de souvenirs mental un moment au cours duquel vous vous êtes sentie en parfaite sécurité. Replongez-vous dans ce moment et essayez de retrouver les sensations physiques que vous avez pu ressentir alors.

◎ Un exemple de transe – Se laisser aller

Afin de faciliter votre transe, vous pouvez lire le texte ci-dessous et laisser votre inconscient faire le reste, vous pouvez aussi l'enregistrer et le réécouter ou bien encore télécharger une version audio sur Internet en utilisant l'application proposée en page 2.

(Dans ce cas particulier, j'aimerais vous proposer d'écouter cette transe plusieurs fois durant les semaines qui précèdent l'accouchement. Elle vous sera aussi utile au moment où les contractions commencent à se multiplier et à devenir douloureuses. Durant l'accouchement lui-même, vous pouvez aussi l'utiliser tout en sachant qu'à certains moments votre intervention, sous forme de poussées, sera indispensable.)

Fermez les yeux et utilisez l'une des techniques mentionnées plus haut pour entrer en transe. Respirez tranquillement, à votre rythme, et savourez en prenant votre temps.

Ce que je vais vous demander de faire est peut-être assez difficile dont les conditions actuelles. Peut-être, sentez-vous déjà des contractions plus ou moins douloureuses, mais malgré tout, je vous demanderai instamment de vous concentrer sur ma voix. Bien sûr, il y a des pensées parasites qui traversent votre esprit, il y a la douleur, il y a tous ces gens qui s'affairent autour de vous, mais malgré tout, écoutez bien ce que j'ai à vous dire.

Fermez les yeux et surtout gardez le contrôle sur ce qui se passe. Vous n'êtes pas obligée de vous détendre, de même que vous n'êtes pas obligée d'entrer dans cette transe.

Choisissez la position qui vous va le mieux. Là aussi, je sais que ce n'est pas chose facile, mais je vous fais entièrement confiance. Vous allez maintenant écouter le décompte que je vais faire depuis 58 jusqu'à 32. Ces chiffres que je vais égrener sont là pour vider votre esprit autant que faire se peut. Écoutez-moi bien :

58 – 57 – 56 – 55 – 54 – 53 – 52 – 51 – 50 – 49 – 48 – 47 – 46 – 45 – 44 – 43 – 42 – 41 – 40 – 39 – 38 – 37 – 36 – 35 – 34 – 33 – 32.

Voilà très bien, très, très bien !

Laissez-vous aller, laissez-vous aller, laissez-vous sentir comme l'air pénètre dans votre corps et se diffuse dans vos poumons, puis dans l'ensemble de vos cellules. Vous pouvez avoir la sensation qu'il est fragile, que vous êtes fragile et c'est peut-être vrai ! Comme c'est peut-être faux ! Vous pouvez avoir la sensation que le moindre souffle de vent vous blesse comme si votre chair était à fleur de peau et pourtant...

Imaginez que vous êtes sur une plage. Le soleil brille dans le ciel. Le sable blanc sous vos pieds est doux et chaud. Des palmiers majestueux bordent la plage et se balancent tout doucement au gré d'une brise qui vient de l'océan. Vous vous sentez bien et détendue. Vous êtes allongée sur le sable de façon à ce que votre corps repose d'une manière qui vous soit agréable. Vous imaginez que quelqu'un, que je ne connais pas mais que vous connaissez peut-être, un homme ou une femme comme vous le désirez, va vous masser le dos.

Vous pouvez d'ores et déjà sentir l'odeur de l'huile de massage dont il ou elle enduit ses mains. Puis vous sentez ses mains chaudes qui vous massent tout d'abord le haut des épaules, puis plus bas, juste là où vous avez envie. Ce massage est doux et fort à la fois, exactement comme vous pouvez l'aimer.

Vous sentez ses mains qui descendent le long de votre colonne vertébrale jusqu'au bas de votre dos pour remonter ensuite. Peut-être, si vous en avez envie, ses mains vont-elles vous masser les jambes et leur procurer, à elles aussi, une détente agréable. Quand vous vous sentirez parfaitement détendue, vous allez descendre tout doucement vers le rivage.

Voyez les vagues qui arrivent. D'abord toutes douces, elles partent de loin au large pour venir s'échouer sur la plage. Alors que vous rentrez dans l'eau, vous pouvez sentir la chaleur de l'océan. L'eau est exactement à la température que vous aimez et vous procure une détente agréable. Peu à peu, au fur et à mesure que vous entrez dans cette eau, les vagues se font plus régulières. Elles se font aussi de plus en plus fortes.

Au début, ce ne sont que de douces caresses qui viennent se glisser contre votre corps, puis, au fur et à mesure que le temps passe, les vagues sont plus fortes. Vous pouvez leur faire face et elles vous frappent de plein fouet, ou vous pouvez vous laisser couler avec elles. Bien sûr, rien ne peut arrêter l'océan, alors pourquoi ne pas profiter de la venue des vagues pour nager avec elles et les laisser passer par-dessus votre corps. Alors que vous nagez sous l'eau, vous pouvez entendre le bruit des vagues, vous pouvez sentir leur force, mais tout est assourdi, et elles glissent sur votre corps sans vraiment vous toucher.

Laissez-vous aller dans ces vagues, un peu à la manière du surfeur qui utilise cette force pour avancer, et dites-vous bien qu'à un moment ou à un autre, ces vagues vont s'arrêter et que vous pourrez vous laisser aller et vous sentir en paix.

Si à un quelconque moment, vous vous sentez tendue, n'hésitez pas à faire appel à ces massages qui vous détendent. À vous laisser flotter dans cette eau agréable.

Pour profiter pleinement de cette transe, je vous propose de descendre tout doucement plus profondément dans cet espace où la douleur s'atténue. Pour ce faire, je vais à nouveau compter cette fois de 10 jusqu'à 1. Et plus vous descendrez, plus vous allez vous détendre et vous tendre quand cela est nécessaire.

10 – 9 – 8 – 7 – 6 – 5 – 4 – 3 – 2 – 1.

Bien, très bien. Appréciez le moment présent tout en sachant que le moment suivant n'est pas loin. Dans l'espace-temps, votre univers est détendu. Vous êtes l'univers.

Le temps n'existe plus ! Les heures sont des minutes, les minutes sont des secondes.

Laissez-vous aller et quand vous en aurez envie, vous pourrez réécouter cette transe.

Un autre scénario et un choix de mots

Après avoir lu cette ébauche de scénario alternatif, fermez les yeux et utilisez l'une des techniques mentionnées plus haut pour entrer en transe et laissez-vous aller, votre inconscient fera le reste.

Afin de faire votre propre transe, vous pouvez, si vous le voulez, imaginer que vous êtes dans un endroit tout chaud. Vous vous sentez complètement détendue. C'est peut-être un endroit que vous connaissez ou que vous ne connaissez pas, cela importe peu. L'essentiel est que vous sentiez cette détente qui envahit tout votre corps.

Voici une liste de mots et expressions à parcourir, et non à mémoriser. Lorsque vous serez en transe, certains d'entre eux vous reviendront à l'esprit, n'hésitez pas à les laisser se glisser dans votre voyage hypnotique :

Détente, relâchement, relaxation, soulagement, trêve, calme, bien-être, apaisement, après, soulagement, pause, relâchement.

THÈME 5

LES PREMIERS MOIS DE VOTRE NOUVELLE VIE

Certaines femmes considèrent la période qui suit immédiatement l'accouchement comme une sorte de quatrième trimestre. Le problème de ce trimestre c'est qu'il peut durer beaucoup plus que trois mois. Il est émaillé de nombreuses incertitudes quant à la capacité de gérer cette nouvelle situation, mais aussi d'angoisses face à ce petit bout de chou qui a été livré sans « mode d'emploi ». D'autre part, les premiers temps, qui s'accompagnent de nombreux réveils nocturnes, sont source de fatigue qui peut devenir extrême. Cette période peut être également une période de grande solitude où la nouvelle maman se retrouve seule face à son corps et obligée de gérer une situation nouvelle pour laquelle elle n'est pas préparée.

19

LA PEUR DE NE PAS ÊTRE UNE SUPER MAMAN

“ Le témoignage d’Amandine

Amandine, 26 ans (extraits de la première séance)

Je dois accoucher au mois de mai, et depuis quelques semaines, je suis totalement paniquée à l’idée de devenir maman.

Tout me fait peur. J’ai peur de ne pas être à la hauteur, de ne pas savoir y faire avec mon bébé, de ne pas le comprendre, et même, comme je suis particulièrement maladroite, de le laisser tomber. Et surtout, j’ai peur de ne pas avoir l’instinct maternel. J’ai aussi très peur du regard des autres, qui vont juger que je suis une maman nulle. Celle dont je crains le plus le jugement c’est celui de ma mère, qui n’en rate pas une quand il s’agit de me faire des remarques.

Pourtant, quand je vois mes amies, tout paraît tellement simple, non seulement certaines continuent de travailler, de s’occuper de la maison, de leur homme, mais aussi de leur petit bout de chou.

Il faut dire que c’est mon premier bébé et que je n’ai jamais eu de frère ou de sœur. J’ai dû tenir un bébé dans mes bras cinq ou six fois dans ma vie. À chaque fois, j’étais tellement crispée qu’il s’est immédiatement mis à pleurer. Il m’est arrivé une seule fois de donner un biberon.

Et encore, j'avais l'impression qu'à tout instant j'allais tout faire tomber : le biberon et le bébé.

Je ne sais vraiment pas comment je vais m'en tirer et cela m'angoisse énormément.

En plus, même si le papa est très présent pendant la grossesse, il semble être également tellement paniqué à l'idée d'être père et je ne vois pas comment il pourrait m'aider.

J'ai l'impression que toute la responsabilité de ce futur bébé repose sur mes épaules et cela en rajoute à mes angoisses.

+ Quelques questions complémentaires

Brefs extraits de l'entretien que j'ai pu avoir avec Amandine après son témoignage :

- Qu'est-ce que pour vous une super maman ?
- C'est une femme qui est capable de trouver toutes les réponses dans son rôle de mère, quelle que soit la situation. Qui sait se montrer patiente, à la fois vis-à-vis de ses enfants, de son mari et du monde extérieur.
- Est-ce que vous en connaissez beaucoup ?
- Personnellement, non. Mais je sais qu'elle existe même si je sais aussi que derrière cette façade bien lisse se cachent bien souvent des côtés moins reluisants. Ainsi, j'ai une amie que je prenais jusqu'à présent comme l'exemple d'une mère patiente et dévouée qui m'a avoué sans ambages qu'il y a des moments où elle aimerait bien balancer ses enfants par la fenêtre.
- Vous avez été horrifiée par cette déclaration ?

- À vrai dire, j'ai surtout été soulagée de voir qu'après tout elle n'était pas aussi parfaite que cela.
- Et cela a changé votre attitude vis-à-vis de votre futur rôle de maman ?
- Pas vraiment, car je reste malgré tout convaincue que je dois tout faire pour que mon enfant grandisse dans les meilleures conditions possible.

Commentaires du thérapeute

Chez la future maman, le questionnement souvent présent est celui de sa capacité à être une bonne mère, voire une super maman. Il est vrai qu'il y a toute une propagande tendant à faire croire qu'il est possible d'être une maman multifonctions, zen et disponible. Dans la réalité, cette image d'Épinal n'existe pas. Et si à la sortie de l'école, certaines femmes ont l'air de lui correspondre, il s'agit d'un rôle de composition qui bien souvent cache une grande détresse ou bien des grands-parents corvéables à merci.

Avec le temps, et les enfants, la maman finira par découvrir, aussi frustrant que cela puisse paraître, que chacune fait comme elle peut. Les beaux principes éducatifs souvent recommandés par des personnes qui n'ont pas d'enfants sont très vite oubliés devant le tsunami des tâches que chaque mère aura à accomplir durant une journée qui bien souvent a plus de 24 heures. Mais la frustration demeure à laquelle vient s'ajouter une pincée de culpabilité qui aboutit parfois à cette conclusion absurde : « Je ne suis pas une bonne mère ».

PRENEZ SOIN DE VOUS

Durant cette période, il est important que vous preniez soin de vous, autant pour vous-même que pour votre bébé. Voici de petits exercices qui devraient vous y aider. Après avoir lu chacune des suggestions suivantes, fermez les yeux et laissez votre esprit faire le reste.

- Imaginez que vous avez en votre possession une petite boîte noire qui vous permet d'obtenir tout ce que vous voulez. Laissez votre esprit divaguer et appréciez.
- Imaginez que vous tenez votre bébé dans vos bras. Il existe un lien entre lui et vous, et vous et lui qui fait que tout ce qui peut se passer à l'extérieur n'a plus aucune importance.
- Imaginez encore que vous êtes sur la plage avec votre bébé qui a grandi, vous construisez un château de sable qu'il s'amuse à détruire au fur et à mesure en riant très fort.

Un exemple de transe – La femme-orchestre

Afin de faciliter votre transe, vous pouvez lire le texte ci-dessous et laisser votre inconscient faire le reste, vous pouvez aussi l'enregistrer et le réécouter ou bien encore télécharger une version audio sur Internet en utilisant l'application proposée en page 2.

Fermez les yeux et utilisez l'une des techniques mentionnées plus haut pour entrer en transe. Respirez tranquillement, à votre rythme, et savourez en prenant votre temps.

Installez-vous confortablement dans un fauteuil ou dans un endroit où vous vous sentez en parfaite sécurité et tranquille. Je sais qu'énormément de choses vous sollicitent, mais essayez de prendre ce moment pour vous.

Vous allez sentir votre corps et les points d'appui de votre corps sur le siège ou le lit. Vous les sentez derrière votre tête, dans votre dos, sous vos fesses, sous vos cuisses et peut-être ailleurs. Vous entendez peut-être des bruits alentour, mais cela n'a aucune espèce d'importance.

Vous vous sentez bien, très bien. Peut-être vous sentez-vous un peu plus détendue. Vous allez entendre une musique. Je ne sais pas laquelle, mais vous le savez. Peut-être est-ce de la musique classique ou un autre style qui vous plaît. Écoutez, bien ! Voilà, comme cela.

C'est vous qui dirigez l'orchestre, mais nous pouvons sentir tous les deux que vous n'êtes pas complètement à l'aise. Que vous êtes inquiète à l'idée de ne pas être capable de diriger cet orchestre aux multiples instruments. De vous occuper à la fois des violons, des cordes, des cuivres, des percussions et des instruments à vent.

Votre inquiétude est palpable et vous croyez que sans vous, l'orchestre serait incapable de jouer. S'il est vrai que vous avez un rôle important, n'oubliez pas que chaque instrumentiste, chacun des artistes présents, sait ce qu'il ou elle doit faire. D'ailleurs, lorsque les choses seront en place, vous verrez que vous remplirez votre rôle à merveille, que vous pouvez avoir confiance en vous comme vous avez confiance dans l'univers.

Écoutez cette musique ! Écoutez-la bien ! Elle est merveilleuse, vous êtes merveilleuse.

Vous êtes exceptionnelle, vous êtes la personne de la situation. Vous êtes forte, et rien ni personne ne pourra ébranler votre détermination. Vous saurez ce qu'il y a à faire. Vous saurez ce qu'il y a à faire ! Les choses viennent d'elles-mêmes et en naviguant à vue, vous irez de l'avant, entraînant avec vous ceux que vous aimez, ceux qui vous aiment.

Vous verrez que votre force est profondément ancrée en vous-même et capable d'abattre des montagnes. Elle est capable de changer les choses, de créer ce qu'il faut. Vous saurez ce qu'il faut faire. Vous découvrirez qu'il faut se laisser aller avec le courant sans essayer de lutter contre lui. La lutte est inutile, elle prend toutes vos forces et vous laisse incapable de survivre.

Laissez-vous aller, laissez-vous porter par le courant. Soyez certaine que vous saurez faire ce qu'il faut. Vous saurez diriger l'orchestre. Vous saurez faire ce qu'il faut, car vous êtes vous-même, vous êtes celle qu'il faut, vous êtes la personne de la situation. Vous êtes solide comme un chêne et flexible comme le roseau.

Vous êtes solide comme un chêne et flexible comme le roseau. Vous vous sentez bien, très bien. Vous vous sentez en parfaite sécurité.

Lorsque vous allez revenir dans cette pièce, vous allez conserver cette impression de sécurité, cette impression de savoir ce qu'il faut savoir, de faire ce qu'il faut faire.

Mais surtout, surtout, soyez aussi bien que possible car de votre bien-être dépend votre rayonnement autour de vous. Laissez-vous aller, laissez-vous aller.

Un autre scénario et un choix de mots

Après avoir lu cette ébauche de scénario alternatif, fermez les yeux et utilisez l'une des techniques mentionnées plus haut pour entrer en transe et laissez-vous aller, votre inconscient fera le reste.

Afin de faire votre propre transe, vous pouvez aussi imaginer que vous vous regardez dans le miroir. Au bout d'un certain temps, vous vous voyez décuplée. Vous constatez qu'il y a plusieurs images de vous et chacune d'elles effectue des tâches différentes. Cela provoque une agitation intense. Au bout d'un certain temps, ces différents personnages vont se rejoindre jusqu'à donner une image unique, paisible, tranquille, posée.

Voici une liste de mots et expressions à parcourir, et non à mémoriser. Lorsque vous serez en transe, certains d'entre eux vous reviendront à l'esprit, n'hésitez pas à les laisser se glisser dans votre voyage hypnotique :

Tranquillité, calme, sérénité, quiétude, douceur, penser à soi, géniale, formidable, détendue, lâcher prise, cool.

20

LES ANGOISSES FACE AU NOUVEAU-NÉ

“ Le témoignage de Daphné

Daphné, 34 ans (extraits de la seconde séance)

Depuis que mon fils est né, il y a trois mois de cela, il me semble ne plus avoir une minute de calme. Je suis sans cesse inquiète. J'ai toujours peur qu'il lui arrive quelque chose. Chaque objet, chaque position représentent pour moi un danger potentiel. Même quand il est dans son berceau, je vais le voir au moins une dizaine de fois pendant sa sieste.

Inutile de vous dire que mes nuits ne sont pas tranquilles non plus. Mon fils a beau faire ses nuits, je ne peux pas m'empêcher de me lever une fois ou deux par nuit pour voir si tout va bien, s'il respire.

Je vis une angoisse permanente, ce qui est loin d'être reposant. Je suppose que ce n'est pas bon non plus pour lui d'avoir une maman tellement anxieuse. Il semble tellement fragile et sans défense face à un monde hostile... D'ailleurs, j'ai décidé de prendre une année de congé sabbatique pour m'occuper uniquement de lui, car je ne peux pas imaginer le laisser dans une crèche ou chez une nounou où il sera à la merci de tous les dangers.

Je sais que mon attitude est passablement pathologique, mais mon angoisse domine et je ne sais qu'en faire. Mon mari passe son temps à me répéter que ce n'est pas bon ni pour lui ni pour moi. Intellectuellement, je suis d'accord avec lui, mais émotionnellement je suis totalement bloquée.

+ Quelques questions complémentaires

Brefs extraits de l'entretien que j'ai pu avoir avec Daphné après son témoignage :

- Qu'est-ce que vous craignez le plus pour votre enfant ?
- Pendant toute ma grossesse, j'ai eu peur de faire une fausse couche. Mais depuis qu'il est né, ce qui me fait le plus peur, c'est la mort subite du nouveau-né et c'est pour ça que je me lève chaque nuit pour voir s'il respire toujours. Mais autrement, j'ai l'impression d'être entourée d'un monde hostile qui lui en voudrait.
- Vous sentez-vous menacée ?
- Je n'arrive plus à penser à moi, mon enfant passe avant tout. Les rares moments où j'ai pu avoir peur pour moi, c'était en me demandant comment mon petit survivrait si je n'étais pas là.
- Et son père dans cette histoire ?
- Il est très présent, mais j'ai tout de même l'impression que seule moi peux lui venir en aide.

Commentaires du thérapeute

Toutes les mamans ont pour objectif, avant la naissance de leur premier enfant, d'être des mères calmes et sereines. Mais, lorsque l'enfant paraît, leurs aspirations se heurtent à la réalité. Dans les premiers temps au moins, tout peut être sujet à inquiétudes : une rougeur, des pleurs prolongés, des selles trop liquides… Cette inquiétude est un phénomène normal, lié à la nouveauté de la situation, qui passe plus ou moins rapidement suivant les personnes.

En revanche, lorsque ces inquiétudes se transforment en angoisses permanentes, la question de savoir si elles ne sont pas plus profondément ancrées se pose alors. Bien souvent, l'anxiété préexiste et ne fait que s'exacerber avec la naissance de l'enfant dont la maman se sent totalement responsable.

Le travail en autohypnose va, la plupart du temps, consister à traiter ces angoisses profondes plutôt que celles liées à la naissance de l'enfant.

PRENEZ SOIN DE VOUS

Durant cette période, il est important que vous preniez soin de vous, autant pour vous-même que pour votre bébé. Voici de petits exercices qui devraient vous y aider. Après avoir lu chacune des suggestions suivantes, fermez les yeux et laissez votre esprit faire le reste.

- ☞ Cherchez dans votre entourage la personne qui vous inspire le plus de sécurité et imaginez qu'elle vous protège votre bébé et vous-même.
- ☞ Lorsque les pressions deviennent trop intenses, réfugiez-vous avec votre enfant dans votre *safe place* (voir partie 2, pages 30 et 43), c'est-à-dire l'endroit dans lequel vous vous sentez en parfaite sécurité, protégé de tout et de tous.
- ☞ Imaginez que votre bébé a grandi, qu'il est devenu un jeune adulte et qu'il vous tient par les épaules. C'est lui qui vous protège et vous sentez en parfaite sécurité.

Un exemple de transe – Une planète, votre planète

Afin de faciliter votre transe, vous pouvez lire le texte ci-dessous et laisser votre inconscient faire le reste, vous pouvez aussi l'enregistrer et le réécouter ou bien encore télécharger une version audio sur Internet en utilisant l'application proposée en page 2.

Fermez les yeux et utilisez l'une des techniques mentionnées plus haut pour entrer en transe. Respirez tranquillement, à votre rythme, et savourez en prenant votre temps.

Peut-être de nombreuses pensées traversent-elles votre esprit, laissez-les passer sans essayer de les arrêter. Cela n'a absolument aucune importance. Je vous demanderai simplement de bien écouter ma voix et de vous laisser guider par elle.

Vous allez imaginer que vous êtes sur une planète, une planète sur laquelle vous régnez seule et sans conteste. Rien ni personne ne peut vous y ennuyer. Seuls les gens que vous aimez peuvent y habiter.

Sur cette planète, vous sentez en parfaite sécurité. Tout y est doux, tendre et calme.

Vous êtes entourée par les gens que vous aimez et à qui rien ne peut arriver. Tout est prévu pour assurer votre sécurité et leur sécurité.

Vous vivez dans un château merveilleux que vous avez dessiné vous-même. Dans ce château, tout est fait pour que vous soyez avec les vôtres en parfaite sécurité. Vous vous sentez bien, très bien.

Lorsque vous en avez envie, vous pouvez aller vous promener dans la campagne.

Les champs et les arbres sont multicolores. Vous pouvez y vivre aussi longtemps que vous le voulez avec les vôtres. Tout n'y est que douceur, tendresse et paix.

La température est exactement celle que vous aimez, il ne fait jamais ni trop chaud, ni trop froid. Vous pouvez ainsi aller dévêtue comme vous l'entendez. Vous et ceux que vous aimez êtes totalement protégés des aléas météorologiques.

Lorsque vous marchez dans les champs, les parfums des fleurs viennent chatouiller votre odorat. Et c'est un peu comme si vous étiez dans un paradis olfactif qui vous protège lui aussi des aléas de la vie.

Lorsque vous touchez la grosse pierre qui se trouve au milieu de votre château, vous avez l'impression de toucher de la soie. Une soie douce et chaude, une soie agréable, tendre et paisible.

Tous les spectacles vous sont offerts, que ce soit la campagne multicolore, le ciel aux teintes improbables, le soleil qui se couche lorsque vous en avez envie, tous ces spectacles sont uniques, tendres et doux.

Je vous propose, si vous en avez envie, de goûter à ce fruit merveilleux qui se trouve dans cet arbre à peine plus grand que vous et moi. Vous sentez le jus de ce fruit agréable et doux, sucré, qui envahit votre bouche et vous laisse avec une sensation de paix et de tranquillité.

Lorsque chantent les oiseaux, vous avez l'impression d'entendre des mélodies que vous connaissez et c'est très agréable. Ces mélodies bercent votre âme de tranquillité, de sécurité et de douceur.

Vous êtes bien, très bien en ce lieu merveilleux qui est à vous, rien qu'à vous.

Et lorsque vous reviendrez dans la pièce, vous conserverez cette impression de sécurité, de douceur, de tendresse, de pérennité. Vous êtes bien, très bien.

Un autre scénario et un choix de mots

Après avoir lu cette ébauche de scénario alternatif, fermez les yeux et utilisez l'une des techniques mentionnées plus haut pour entrer en transe et laissez-vous aller, votre inconscient fera le reste.

Afin de faire votre propre transe, vous pouvez, si vous le voulez, imaginer un gros doudou, comme vous en avez peut-être eu dans votre enfance, ou n'importe quelle peluche qui pourrait vous donner un sentiment de sécurité, de tendresse, de douceur. Vous serrez cette peluche contre vous et vous vous laissez aller. Tout est paisible, tendre, délicieux.

Voici une liste de mots et expressions à parcourir, et non à mémoriser. Lorsque vous serez en transe, certains d'entre eux vous reviendront à l'esprit, n'hésitez pas à les laisser se glisser dans votre voyage hypnotique :

Sécurité, repos, relaxation, détente, calme, apaisement, bien-être, décontraction, protection.

21

LES NUITS BLANCHES À L'ARRIVÉE DU BÉBÉ

« Le témoignage de Jennifer

Jennifer, 30 ans (extraits de la première séance)

Voilà quatre mois que ma fille est née, et j'ai l'impression de ne pas avoir dormi une seule nuit complète pendant tout ce temps. Mon mari et moi avons essayé toutes les méthodes possibles et imaginables pour éviter qu'elle se réveille, mais elles ont toutes été un fiasco. Mon mari m'aide et, très souvent, la nuit c'est lui qui se lève pour lui donner le biberon, mais cela ne change rien car, dès que ma fille ouvre la bouche, je me réveille.

La première chose à laquelle je pense, et sûrement la plus violente, c'est qu'il lui est arrivé quelque chose. J'ai l'impression que je dois me précipiter vers son berceau pour la protéger d'un danger imminent. Très vite, cette émotion est remplacée par une forme de colère, à la fois contre moi et, j'ose à peine le dire, contre elle. Enfin, je finis par pleurer tant je me sens épuisée. Ensuite, je ne parviens pas à me rendormir.

Je me sens complètement épuisée et l'idée de devoir recommencer à travailler très bientôt me donne des cauchemars. Je ne vois vraiment pas comment je vais tenir le coup. Je ne sais pas ce qui se passe, mais j'ai l'impression qu'il y a comme un lien invisible entre ma fille et moi qui fait que dès qu'elle se met à pleurer, je dois me précipiter. C'est mon premier enfant et peut-être ne suis-je pas encore très habituée.

Quelques questions complémentaires

Brefs extraits de l'entretien que j'ai pu avoir avec Jennifer après son témoignage :

- Qu'est-ce qui fait que vous vous réveillez aux premiers cris de votre enfant ?
- J'ai toujours eu le sommeil léger, mais là, en plus, comme je vous le disais, j'ai l'impression qu'il existe un lien direct entre ma fille et moi qui fait qu'elle pourrait se trouver à l'autre bout de l'appartement, ou même peut-être ailleurs, et je me réveillerais systématiquement.
- Croyez-vous que ce lien protège votre fille ?
- Je ne sais pas exactement, mais franchement, j'ai l'impression que je n'ai pas le choix. Un peu comme si, même si le cordon ombilical a été coupé, il demeure un cordon invisible entre elle et moi.
- Est-ce que vous pouvez accepter le fait que ce cordon soit le fruit de votre imagination ?
- Difficilement ! Parce que je ressens au plus profond de moi-même ses cris et ses pleurs.

Commentaires du thérapeute

À la naissance, les nourrissons ont du mal à s'adapter à leur nouveau rythme de vie. Leur rythme de sommeil lorsqu'ils étaient dans le ventre de leur maman était indépendant du jour et de la nuit. Ils dormaient quelques heures puis se réveillaient lorsqu'ils en avaient envie. Il va leur falloir quelque temps pour s'habituer au rythme circadien qui fait que nous dormons la nuit et sommes réveillés la journée. Cette période d'adaptation est aussi difficile pour les parents dont le rythme bien rodé est chamboulé.

En plus des cris du bébé, qui sait se faire entendre, ceux qui sont parents pour la première fois ressentent cette inquiétude constante par rapport à la fragilité du nouveau-né. Il faut avoir vécu plusieurs naissances pour acquérir un brin de détachement et se rendre compte que ces nouveau-nés ne sont pas aussi fragiles qu'ils en ont l'air.

L'axe du travail en autohypnose est à la fois de donner les outils hypnotiques pour parvenir à se rendormir aussi facilement que possible, mais aussi procurer une certaine forme de sérénité afin de chasser les angoisses que l'on peut ressentir lorsque l'enfant se réveille.

PRENEZ SOIN DE VOUS

Durant cette période, il est important que vous preniez soin de vous, autant pour vous-même que pour votre bébé. Voici de petits exercices qui devraient vous y aider. Après avoir lu chacune des suggestions suivantes, fermez les yeux et laissez votre esprit faire le reste.

- ☞ Retrouvez dans votre album d'images mentales une nuit où vous avez parfaitement dormi et où vous vous êtes réveillée parfaitement reposée.
- ☞ Imaginez que votre bébé est en parfaite sécurité dans un lieu très proche de vous, mais où il ne risque absolument rien.
- ☞ De façon à vous détendre d'une façon drôle, imaginez que lorsque votre bébé sera adolescent, il vous sera impossible de le faire se lever le matin.

Un exemple de transe – Et l'enfant marcha

Afin de faciliter votre transe, vous pouvez lire le texte ci-dessous et laisser votre inconscient faire le reste, vous pouvez aussi l'enregistrer et le réécouter ou bien encore télécharger une version audio sur Internet en utilisant l'application proposée en page 2.

Fermez les yeux et utilisez l'une des techniques mentionnées plus haut pour entrer en transe. Respirez tranquillement, à votre rythme, et savourez en prenant votre temps.

Imaginez un chemin dans la campagne. Ce chemin est paisible et bordé d'arbres. Il est recouvert de mousse, ce qui le rend doux et moelleux sous les pieds.

Alors que vous n'êtes qu'une simple observatrice, vous voyez devant vous une maman qui tient un enfant par la main. Bien sûr, cette maman n'a rien à voir avec vous, même si, de dos, elle peut vous ressembler. Ces deux personnages avancent d'un pas hésitant, au rythme de l'enfant qui n'est pas encore tout à fait assuré sur ses jambes. Alors que dans le ciel brille un soleil agréable et qu'un petit nuage flotte là-haut, très haut, vous pouvez entendre le chant des oiseaux dans les arbres. Vous pouvez sentir l'odeur de l'herbe coupée et, dans votre bouche le goût de la boisson que vous venez de boire ou du fruit que vous venez de manger. L'impression dominante de ce tableau bucolique, c'est la tranquillité, la paix, la sérénité, la sécurité. Vous vous sentez bien, très bien.

À un moment, l'enfant détache sa petite main de celle de sa maman. Ses pas sont hésitants. Il avance un pied, puis un autre, et il tombe sur ses fesses. Heureusement, ce chemin couvert de mousse est doux et moelleux. Sa maman l'aide à se relever et veut lui tenir la main, mais l'enfant n'a qu'une envie, celle de marcher seul. Il reprend sa marche brinquebalante, fait quelques pas, et retombe sur les fesses. Il regarde sa maman en souriant, et elle lui sourit. Leur marche est lente, un peu chancelante, mais malgré tout il s'en dégage une impression de sécurité et de plénitude.

Vous pouvez voir s'éloigner ce couple attendrissant. Et à chaque pas, l'enfant prend de plus en plus confiance en lui et sa maman qui, les premiers temps, pouvait ressentir une certaine inquiétude à l'idée que son enfant ne tombe sur la mousse, acquiert peu à peu, elle aussi, une confiance, une sérénité, une tranquillité paisible.

Vous pouvez imaginer que, de retour à la maison, la mère et l'enfant, épuisés par cette petite marche, s'allongent, elle sur son lit et lui dans son berceau, et qu'ils s'endorment paisiblement, tranquillement, profondément.

Lorsque vous allez revenir dans la pièce dans laquelle vous êtes, vous allez conserver ce sentiment de sécurité, d'indépendance, de confiance et de tranquillité.

Un autre scénario et un choix de mots

Après avoir lu cette ébauche de scénario alternatif, fermez les yeux et utilisez l'une des techniques mentionnées plus haut pour entrer en transe et laissez-vous aller, votre inconscient fera le reste.

Afin de faire votre propre transe, vous pouvez, si vous le voulez, imaginer un instant un lieu dans votre vie passée ou imaginaire, où vous avez dormi d'une façon paisible et tranquille. Un moment durant lequel vous vous êtes sentie en parfaite sécurité pour vous abandonner complètement au sommeil.

Voici une liste de mots et expressions à parcourir, et non à mémoriser. Lorsque vous serez en transe, certains d'entre eux vous reviendront à l'esprit, n'hésitez pas à les laisser se glisser dans votre voyage hypnotique :

Calme, paix, quiétude, sérénité, sécurité, sommeil, repos, sommeiller, somnoler, tranquillité.

22

ET MOI, ET MOI, ET MOI

“ Le témoignage de Mélodie

Mélodie, 28 ans (extraits de la première séance)

Cela fait maintenant trois mois que j'ai accouché d'un magnifique petit Louis. Il est... extraordinaire. C'est le plus beau bébé du monde. Ma famille et mes amis ont l'impression que je suis une maman comblée, et pourtant tout est loin d'être rose.

Tout d'abord, les douleurs. Au moment de l'accouchement, j'ai eu droit à une épisiotomie. Résultat des courses : pendant plusieurs semaines, cela a été la galère, j'avais beaucoup de mal à m'asseoir et c'était excessivement douloureux.

De plus, même si j'ai perdu quelques kilos, par moments j'ai l'impression d'être encore enceinte. Je n'ose même plus me regarder dans une glace tant mon corps me dégoûte. Mon ventre est devenu tout mou et je ne peux plus mettre aucun des vêtements que j'avais avant d'être enceinte. Quand je pense que je n'ai que 28 ans et que je suis condamnée à passer le restant de mes jours avec ce corps, cela me flanque le bourdon.

Quant à ma vie de couple, n'en parlons pas. Mon homme me dit qu'il me trouve toujours aussi séduisante, mais je sens bien que les choses ne sont plus comme avant. Même si c'est un peu tôt, pas question de faire des câlins, je ne supporte pas l'idée que quelqu'un puisse me toucher. D'ailleurs, la plupart des nuits, mon mari dort dans le salon de façon à pouvoir se reposer et ne pas entendre les pleurs du bébé qui me réveillent deux à trois fois par nuit. Lui doit être en forme pour aller travailler, même si moi je suis une loque pendant une grande partie de la journée parce que je n'ai pas beaucoup dormi.

Psychologiquement, les choses ne vont pas non plus très bien. Alors que j'étais le centre de toutes les attentions durant la grossesse, il semble tout à coup que je n'existe plus au profit de mon petit bonhomme. Ce n'est pas que je sois jalouse, bien au contraire, mais j'ai tout à coup l'impression qu'après avoir fait mon boulot de génitrice, je ne suis plus digne d'intérêt.

En outre, lorsque je n'ai pas de visite, je me sens excessivement seule à faire des tâches répétitives en plus des tâches ménagères que je faisais déjà avant. Je n'ose pas imaginer ce que sera ma vie lorsque je reprendrai le travail !

+ Quelques questions complémentaires

Brefs extraits de l'entretien que j'ai pu avoir avec Mélodie après son témoignage :

- S'il est vrai que votre corps a changé, faites-vous quelque chose pour prendre possession de votre nouveau corps ?
- Je sais qu'il faudrait que je fasse de la gymnastique, et toute une série d'exercices pour me reprendre en main. Le problème, c'est que je ne vois vraiment pas quand je pourrai effectivement m'occuper de moi. Les journées passent à une vitesse telle et je me sens tellement épuisée que je n'ai juste pas l'énergie pour faire quoi que ce soit pour moi.
- Est-ce que vous avez cherché de l'aide ?

– Tous les gens qui viennent rendre visite à Louis me disent de ne pas hésiter à leur demander de l'aide. Le problème c'est que lorsque j'ai essayé de le faire, il s'est avéré qu'il y a eu un empêchement. Bien sûr, il y a ma mère, mais elle est tellement envahissante que je n'ose pas faire appel à elle.
– Vous dites craindre de retourner au travail. D'après vous, comment va se passer ce retour à la vie professionnelle ?
– Je vois cela à la fois comme une catastrophe et comme un bienfait. Une catastrophe parce que je ne vois pas comment je vais pouvoir gérer à la fois mon boulot, mon fils et les tâches ménagères. Mais d'un autre côté, le fait d'avoir un peu d'air extérieur ne peut que me faire du bien. Il y a des moments où j'ai l'impression d'étouffer à la maison. Même si j'adore mon petit bout de chou, les conversations avec lui sont relativement limitées.
– Qu'est-ce qui a le plus changé pour vous depuis l'accouchement ?
– Je crois que c'est l'estime de moi. Je me sens tout à coup fragilisée à cause de mon physique, mais aussi à cause de mon rôle de mère. Bizarrement, il me semble avoir perdu ma personnalité au profit du rôle de maman.

Commentaires du thérapeute

Après l'accouchement, nombreuses sont les femmes qui ont du mal à reprendre possession de leur corps. Ce corps a beaucoup changé pendant les neuf mois de grossesse. Si l'on parle beaucoup de la prise de poids, de nombreux autres phénomènes intérieurs sont passés sous silence. Certains sont temporaires tels que les douleurs liées à l'épisiotomie ou aux contractions de l'utérus, ou la chute des cheveux liés à la fatigue, au stress ou bien encore les fuites urinaires, les douleurs de l'allaitement. D'autres phénomènes vont laisser des traces sans doute permanentes comme des modifications morphologiques. En effet, porter un enfant pendant neuf mois entraîne des changements comme un élargissement des hanches, du bassin ou bien encore une taille de poitrine différente.

S'il est évident que le bébé qui vient de naître occupe une place prépondérante dans votre vie, il ne s'agit pas pour autant de vous oublier. Il est essentiel de ménager des moments rien que pour vous. Des petites choses comme aller chez le coiffeur, prendre le thé avec une amie ou aller se faire masser vont vous aider à vous remettre sur pied. Quant aux tâches ménagères, il va falloir accepter qu'elles n'ont pas toutes la même importance et que certaines peuvent attendre.

Dès que vous le pouvez, n'hésitez pas à vous reposer. Même si ce repos est de courte durée et ne dure que quelques minutes et si vous ne parvenez pas à dormir, il aura le mérite de vous détendre. Demander de l'aide n'est pas un luxe et si le papa ou la famille ne sont pas disponibles, une baby-sitter peut vous permettre de dégager un peu de temps pour vous. Il faut bien vous rendre compte que vous ne pouvez pas jouer tous les rôles à la fois, celui de maman, celui de femme, de maîtresse de maison. Là aussi, il va vous falloir poser des limites, car si vous ne le faites pas, vous risquez une forme de *burn-out* comparable à celui de l'épuisement professionnel.

Il est particulièrement contre-indiqué de rester seule avec vos problèmes. C'est pourquoi, n'hésitez pas à consulter des professionnels que ce soit votre sage-femme, une puéricultrice ou bien encore le pédiatre de votre enfant. Il n'y a pas de question idiote, ils sont là pour vous aider. Le pire, c'est de rester seule dans votre coin avec vos angoisses.

PRENEZ SOIN DE VOUS

Durant cette période, il est important que vous preniez soin de vous, autant pour vous-même que pour votre bébé. Voici de petits exercices qui devraient vous y aider. Après avoir lu chacune des suggestions suivantes, fermez les yeux et laissez votre esprit faire le reste.

☞ Imaginez que vous êtes enfin seule dans un endroit paisible où vous pouvez vous reposer autant que vous le désirez.

☞ Imaginez que vous êtes vêtue d'une longue robe du soir et que vous participez à un cocktail. Votre corps est à ce point attirant que tous les hommes vous regardent.

☞ Dans votre album d'images mentales, retrouvez une soirée où vous êtes sortie entre copines et où vous vous êtes particulièrement bien amusée.

Un exemple de transe – Belle comme une image

Afin de faciliter votre transe, vous pouvez lire le texte ci-dessous et laisser votre inconscient faire le reste, vous pouvez aussi l'enregistrer et le réécouter ou bien encore télécharger une version audio sur Internet en utilisant l'application proposée en page 2.

Fermez les yeux et utilisez l'une des techniques mentionnées plus haut pour entrer en transe. Respirez tranquillement, à votre rythme, et savourez en prenant votre temps.

Vous allez imaginer un petit ruisseau, qui ressemble tout d'abord un simple filet d'eau qui se faufile entre les rochers, les cailloux et les herbes. Lorsqu'il apparaît à la lumière du jour, vous pouvez voir comme son eau est transparente et pure. Le soleil qui brille dans le ciel se reflète dans ses flots, qui se parent de couleurs magnifiques : gris, argenté, bleu, jaune, orange. Vous pouvez certainement entendre le chant des oiseaux, et d'autres bruits de la nature tous plus apaisants les uns que les autres. Vous vous sentez bien et détendue.

Si vous en avez envie, vous pouvez tremper votre main droite dans cette eau claire. Vous sentez la fraîcheur de l'eau qui glisse entre vos doigts et peut-être, à nouveau si vous en avez envie, allez-vous prendre quelques gouttes d'eau dans le creux de votre main et les porter à votre bouche. Vous sentez dans votre bouche l'eau pure et fraîche qui descend lentement dans votre corps et le purifie.

Ce petit ruisseau grandit avec le temps pour prendre la forme d'une rivière tranquille, majestueuse, belle. Cette rivière se prélasse dans les prairies et tous les arbres n'ont qu'une envie, celle de se regarder dans ces eaux.

Je vous propose de vous arrêter quelques instants sur ses rives. Le ciel est d'un bleu transparent, avec quelques nuages blancs qui flottent, laissant largement briller un soleil printanier. Vous vous penchez légèrement et regardez l'eau de la rivière. Un léger souffle de vent vient troubler sa surface, mais vous pouvez tout de même distinguer les arbres, le ciel, les nuages, un oiseau qui vole et le reflet de votre visage. Lorsque le souffle du vent disparaît, la surface de l'eau devient un vrai miroir. Et l'image un instant trouble que vous avez découverte il y a quelques instants devient beaucoup plus nette.

Cette image a la pureté de l'eau, la beauté de la nature et vous pouvez voir maintenant très distinctement le ciel, les nuages, les arbres, et votre visage paisible.

Regardez bien cette image, elle ressemble à un tableau impressionniste dont vous êtes le centre. Votre visage, votre corps, le paysage qui vous entoure, tout serait propice à un tableau. Et ce tableau unique, vous pouvez l'imaginer dans une exposition et sentir combien il est agréable de le regarder.

D'ailleurs, dans cette exposition, nombreuses sont les personnes qui s'arrêtent pour regarder ce tableau, pour l'admirer. Vous vous sentez bien, très bien, et fière de ce tableau, de votre image. Et vous pouvez ressentir un sentiment de plénitude, d'ouverture, de rayonnement. Comme si tout à coup, votre corps avait pris corps et que votre esprit rayonnait, comme le soleil qui scintille dans les eaux de cette rivière, de votre rivière.

Un autre scénario et un choix de mots

Après avoir lu cette ébauche de scénario alternatif, fermez les yeux et utilisez l'une des techniques mentionnées plus haut pour entrer en transe et laissez-vous aller, votre inconscient fera le reste.

Afin de faire votre propre transe, vous pouvez aussi imaginer la statue d'une femme particulièrement attrayante. Cette statue va peu à peu s'animer jusqu'à prendre des formes que vous aimez et dans lesquelles vous pourrez retrouver certains de vos traits.

Voici une liste de mots et expressions à parcourir, et non à mémoriser. Lorsque vous serez en transe, certains d'entre eux vous reviendront à l'esprit, n'hésitez pas à les laisser se glisser dans votre voyage hypnotique :

Penser à soi, beauté, lignes, douceur, tendresse, estime de soi, repos, prendre du temps pour soi.

… QUELQUES MOTS POUR CONCLURE

Chères lectrices, et chers lecteurs,

Nous voici arrivés au terme de ce livre. Mon plus grand souhait est qu'il vous soit utile durant cette période à la fois enthousiasmante et difficile, voire très difficile.

Je vous conseille instamment d'en lire les passages qui vous intéressent sans chercher à le consulter de la première à la dernière page.

Écoutez les transes que vous pouvez télécharger depuis Internet, cela ne peut que vous faire du bien. Lorsque vous serez lassée d'entendre ma voix, laissez libre cours à votre imagination et fabriquez vos propres transes.

Pour conclure, il ne me reste plus qu'à vous souhaiter une merveilleuse grossesse, aussi tranquille et paisible que possible, et l'arrivée d'un petit bout de chou qui, j'en suis certain, sera le plus merveilleux du monde.

Amicalement vôtre,

Jean-Michel Jakobowicz

REMERCIEMENTS

J'aimerais tout d'abord remercier ma femme Sonia Jakobowicz sans qui aucun des livres que j'ai écrit n'auraient vu le jour. Sa présence, ses idées et ses critiques sont autant d'ingrédients qui me permettent d'écrire ces pages. Merci Sonia, merci.

Un tout grand merci à David Jakobowicz pour son accompagnement musical qui donne une dimension supplémentaire aux transes.

J'aimerais aussi remercier les éditions Leduc.s et plus particulièrement Karine Bailly, la directrice, pour la confiance et l'amitié qu'elle me témoigne depuis tant d'années.

Ma reconnaissance va aussi à Marie Pichon, Mathilde Poncet, Sophie Rouanet, Aurélien Fleureau, Nathalie Reyss et Sébastienne Ocampo, qui par leur patience et leur travail impressionnant font que ce livre a vu le jour.

Mes remerciements vont aussi à toute l'équipe de chez Leduc.s, une grande famille sympathique, pleine d'enthousiasme et de professionnalisme avec laquelle j'ai toujours autant de plaisir à travailler.

LISTE DES TRANSES DISPONIBLES SUR INTERNET

THÈME 1. LA CONCEPTION.

1. À la croisée des chemins, un exemple de transe pour choisir d'avoir ou de ne pas avoir un enfant
2. Le jardin au printemps, un exemple de transe pour réaliser le désire d'avoir un enfant.
3. Souvenirs d'enfance, un exemple de transe pour mieux vivre votre grossesse.
4. Voyage dans le temps, un exemple de transe pour lutter contre les angoisses du futur papa.

THÈME 2. LE PREMIER TRIMESTRE.

5. Le calme après la tempête, un exemple de transe pour amortir le choc de la découverte que vous êtes enceinte.
6. La pomme du pommier, un exemple de transe pour faire disparaitre la peur de la fausse couche.
7. Un bateau vers la terre ferme, un exemple de transe pour faire disparaitre les nausées matinales.
8. La forteresse transparente, un exemple de transe pour faire disparaitre les émotions à fleur de peau.
9. Une énergie débordante, un exemple de transe pour lutter contre la fatigue.

THÈME 3. LE DEUXIÈME TRIMESTRE.

10. La détente au bord de l'eau, un exemple de transe pour lutter contre le stress.
11. Aimez-vous telle que vous êtes, un exemple de transe pour lutter contre la prise de poids.
12. Le plaisir de la détente, un exemple de transe pour faire disparaitre le mal de dos.
13. Le ballon bleu, un exemple de transe pour faire disparaitre la dépression périnatale.

THÈME 4. LE TROISIÈME TRIMESTRE.

14. La force de la nature, un exemple de transe pour vous faire accepter que votre bébé est normal et en bonne santé.
15. Le temps élastique, un exemple de transe pour faire accepter de rester coucher.
16. Tendre communication, un exemple de transe pour vous permettre de communiquer avec votre bébé avant la naissance.
17. Et l'univers s'endort avec vous, un exemple de transe pour vous permettre de mieux dormir.
18. Se laisser aller, un exemple de transe pour faire disparaitre les douleurs de l'accouchement.

THÈME 5. LES PREMIERS MOIS DE VOTRE NOUVELLE VIE.

19. La femme orchestre, un exemple de transe pour faire disparaitre la peur de ne pas être une super-maman.
20. Une planète, votre planète, un exemple de transe pour faire face aux inquiétudes face à votre nouveau-né.
21. Et l'enfant marcha, un exemple de transe pour faire faire face aux nuits blanches à l'arrivée de bébé.
22. Belle comme une image, un exemple de transe pour penser à vous.

INDEX

D

E

F

G

H

I

L

M

N

O

P

Q

R

S

T

U

V

TABLE DES MATIÈRES

MIXTE
Papier issu de
sources responsables
FSC® C007507

Achevé d'imprimer en mars 2020
par Graphycems.
Dépôt légal : avril 2020
Imprimé en Espagne